VIVA COM SAÚDE PLENA

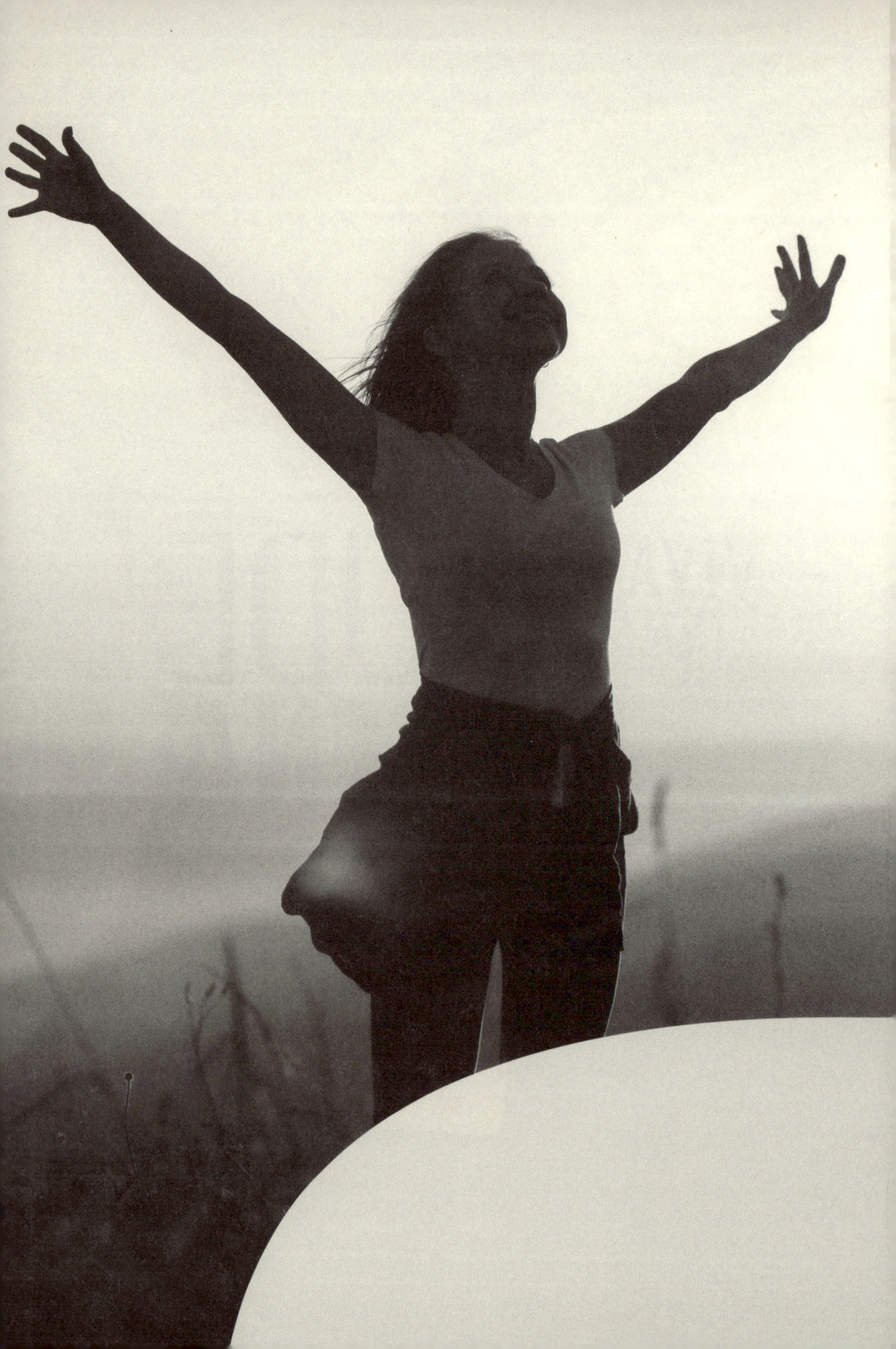

Daiane Henrique

VIVA *COM* SAÚDE PLENA

DESCUBRA OS 10 PASSOS PARA MELHORAR SUA PERFORMANCE PESSOAL E PROFISSIONAL

Luz da Serra
EDITORA
Nova Petrópolis/RS - 2018

Edição: Luana Aquino
Capa: Marina Avila
Imagem de Capa: Aline Satiro
Ilustração da Página 27: Alice Tischer
Ícones de miolo: Freepik

Dados Internacionais de Catalogação na Publicação (CIP)

H519p Henrique, Daiane.
Viva com saúde plena : descubra os 10 passos para melhorar sua performance pessoal e profissional / Daiane Henrique. – Nova Petrópolis : Luz da Serra, 2018.
168 p. ; 23 cm.

Inclui bibliografia.
ISBN 978-85-64463-70-7

1. Saúde. 2. Hábitos de saúde. 3. Qualidade de vida. Autoconhecimento. 4. Cura pela mente. 5. Emoções. 6. Pensamentos. I. Título.

CDU 613
CDD 613

Índice para catálogo sistemático:
1. Hábitos de saúde 613

(Bibliotecária responsável: Sabrina Leal Araujo – CRB 8/10213)

Luz da Serra Editora Ltda.
Avenida 15 de Novembro, 785
Bairro Centro
Nova Petrópolis/RS
CEP 95150-000
editora@luzdaserra.com.br
www.luzdaserra.com.br
www.luzdaserraeditora.com.br
Fones: (54) 3281-4399 / (54) 99113-7657

DEDICATÓRIA

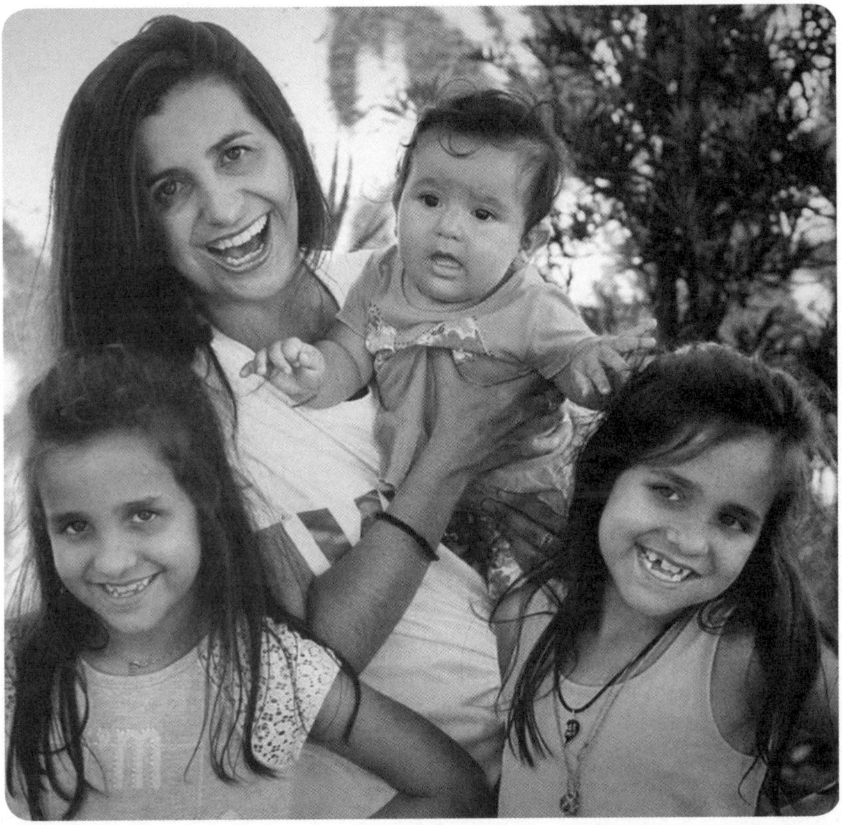

Dedico este livro às minhas três filhas, que são meus maiores tesouros. Ensino a elas desde pequeninas a busca pela Saúde Plena.

GRATIDÃO

Agradeço primeiramente a Deus por ter me dado a sabedoria, a inspiração e o dom de ajudar as pessoas a terem uma vida plena!

Ao meu amado esposo, mentor e *coach* Marcelo Henrique, por acreditar em mim e sempre me incentivar a superar os meus limites.

Ao meu amigo e mestre Dr. Lair Ribeiro, por ter me ensinado muito sobre como ter saúde sem usar remédios industrializados e a entender que temos uma força muito grande dentro de nós – que pode ser usada contra ou a nosso favor.

Agradeço a mim mesma por ter coragem, persistência e atitude de escrever meu primeiro de tantos outros livros que virão.

Agradeço ao suporte e carinho das minhas filhas, familiares e amigos que acreditaram em mim neste projeto.

A cada passo para uma saúde plena
eu proponho ações que você pode
aplicar na sua vida, com seus
familiares e amigos.

Caso você aceite colocar em
prática, vou adorar saber
o que aconteceu com sua família
após esse desafio.

Compartilhe os seus
resultados nas redes
sociais com a *hashtag*
#vivacomsaudeplena

Imagine você acordando todas as manhãs em estado de relaxamento e completo descanso depois de uma ótima noite de sono.

Você toma seu café da manhã e vai realizar suas atividades com energia e disposição.

Sua agenda está repleta de atividades e você tem um dia superprodutivo, e ao retornar para sua casa, ainda tem energia para se exercitar ou brincar com seus filhos.

Não seria incrível?

Isso é o que chamo de
SAÚDE PLENA.

E, se essa visão parece algo distante ou até mesmo impossível para você, este livro vai te ajudar a mudar isso.

OBJETIVOS DESTE LIVRO

A minha intenção é apresentar a você ao longo dessas páginas, de forma muito fácil e com muita clareza, os passos para estabelecer um estado de saúde plena na sua vida, aumentar a sua produtividade e melhorar a sua capacidade de aprendizado.

Além disso, ao ler e praticar as ações que proponho neste livro, você conseguirá estender esses conceitos para a sua família, os seus amigos e pessoas que fazem parte do seu convívio.

Espero que ao final desta leitura você possa implementar ao menos um passo que contribua para a sua SAÚDE PLENA!

SUMÁRIO

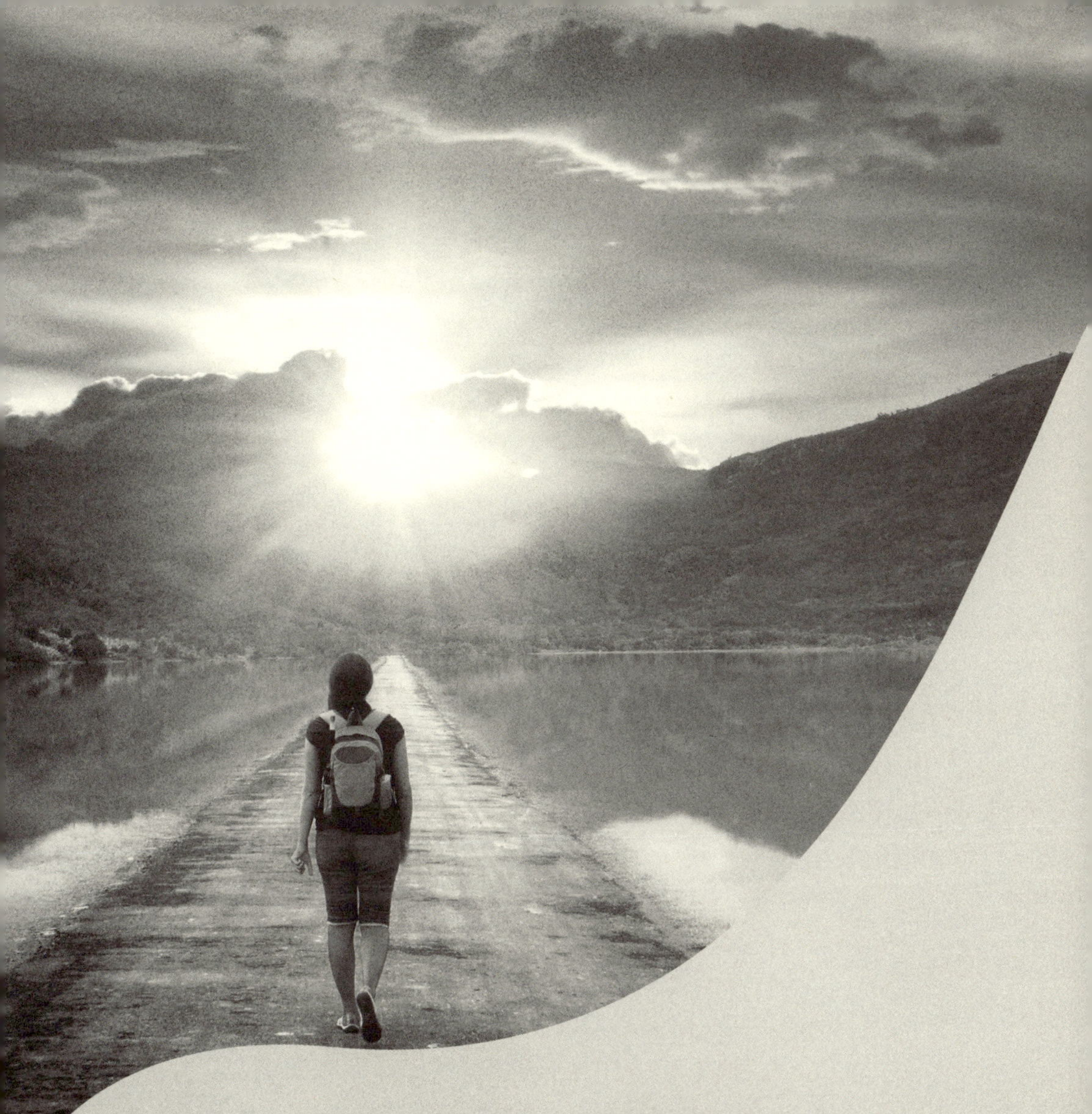

COMO TUDO COMEÇOU

Na infância, eu gostava de tratar todas as pessoas da família que estavam doentes. Tenho a clara lembrança de ver minha mãe deitada na cama com enxaqueca. Muito preocupada, eu misturava chás, colocava rodelas de batata inglesa na sua testa para, na minha infantil sabedoria, "puxar a dor" da minha mãezinha. Assim, eu poderia vê-la feliz novamente.

Essa prática se repetia com meu pai, irmãos, parentes e vizinhos. Para cada caso, eu tinha uma fórmula natural. Muitas vezes, era só pedir para que a pessoa dormisse um pouco mais ou tomasse três copos a mais de água durante o dia...

Mal sabia eu que era o meu dom ou o meu propósito batendo à minha porta e dizendo:

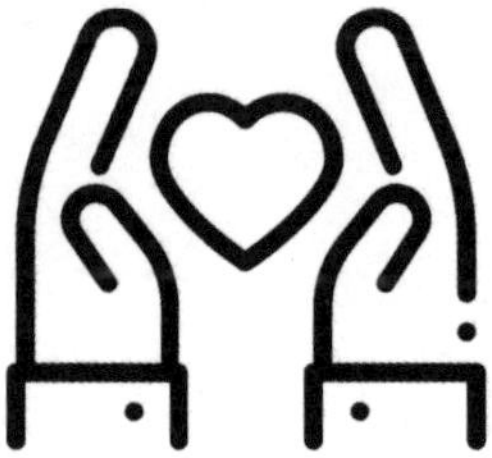

"Pequena Daiane, você irá crescer, se tornará uma farmacêutica que ajudará as pessoas, mas será uma profissional um pouco diferente, pois não gostará de trabalhar com medicamentos industrializados, seu foco será auxiliar as pessoas a encontrarem a prevenção e a cura através do que existe dentro delas mesmas e da natureza".

O tempo passou, e minha vontade de ajudar as pessoas a encontrarem saúde foi se misturando ao desejo de ser professora. Até que me tornei farmacêutica e fui atuar na área magistral (manipulação de fórmulas). Ali encontrei um caminho muito interessante, pois consegui unir o que eu mais queria: informar as pessoas que vinham até mim, além de orientar alguns médicos, sobre como tratar e prevenir doenças sem remédios, mas com fitoterápicos, vitaminas, minerais e estilo de vida.

Fui me apaixonando cada vez mais por essa forma de viver e de trabalhar. Comecei a dar cursos e palestras por todo Brasil para passar o meu conhecimento às pessoas que queriam mudar de vida e ter mais saúde.

Resumo: me tornei uma profissional que ajuda as pessoas a encontrarem a prevenção e a cura de forma natural. Hoje, ministros cursos e palestras para levar ao mundo informações de como ter uma saúde plena.

Esse motivo me leva diariamente a ensinar minhas filhas que elas podem ser o que elas quiserem. O primeiro passo é acreditar. E isso veremos mais tarde no capítulo em que eu falo sobre o poder do pensamento!

Sempre busquei ter uma vida plena, mais harmoniosa, menos estressante e com muito mais saúde, mas confesso que no mundo de hoje não é muito fácil, pois a oferta de produtos industrializados é muito grande.

Além disso, o corre-corre da vida moderna mal nos deixa fazer as refeições sentados tranquilamente na nossa mesa da cozinha ou mesmo no restaurante ou lanchonete. Quem dirá conseguir preparar uma refeição saudável que irá ofertar ao nosso corpo uma variedade de nutrientes e estimulará a produção de enzimas que assim proporcionará ao corpo mais vida.

Sobre como dar conta de tudo isso você vai aprender no passo: "Descasque mais e abra menos pacotes".

Mas aí você tem filhos, marido e se torna responsável por uma família. E aqui em casa a turma é grande, somos em cinco pessoas!

Desejava profundamente que eu, meu esposo e minhas três filhas tivessem a vida e a saúde plenas. Por esse motivo, criei um método que fosse prático, rápido e barato.

Os Passos para Uma Saúde Plena foram desenvolvidos em mais 20 anos de estudos, pesquisas e dedicação no ramo da saúde.

Ao longo desta jornada, consegui sintetizar, colocar em prática e colher grandes benefícios. Fui aplicando etapa a etapa, e as pessoas à nossa volta começaram a querer saber do que se tratava.

A partir dessa necessidade de passar adiante esses conhecimentos e práticas, resolvi compactar todo conceito deste método e escrever este livro, para que você também pudesse ter acesso, de forma simplificada, aos pilares essenciais para conquistar a tão sonhada saúde plena.

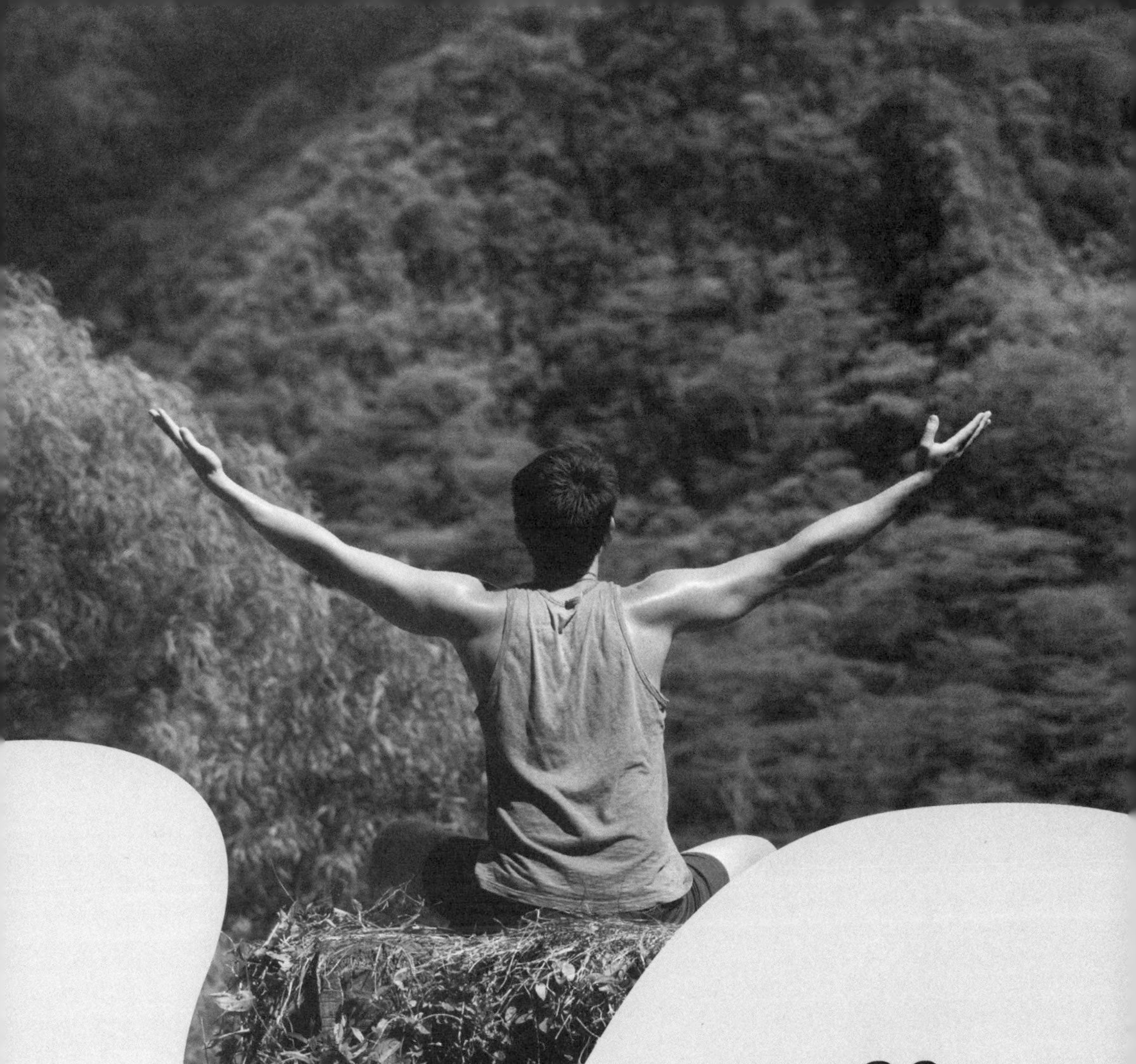

OS **PILARES** *DA* **PIRÂMIDE** *DA SAÚDE* **PLENA**

A forma como vivemos, comemos, pensamos e agimos reflete diretamente em quem somos. Você verá ao longo destes capítulos que existem muitas formas de melhorar algumas áreas de nossa vida de maneira simples e com resultados grandiosos para você.

Para aumentar nossa capacidade de aprendizado e assimilação de informações devemos ter um estilo de vida condizente com esse objetivo, e ao longo dessas páginas, você conhecerá os passos que poderá colocar em prática na sua vida a partir deste momento.

Seu cérebro pesa em torno de 1,5 quilos e tem 150 mil quilômetros de vasos sanguíneos; possui mais neurônios do que existem estrelas na via láctea, é o órgão mais pesado do corpo.

Você sabia que ele pode estar sofrendo neste exato momento, sem que você faça a menor ideia?

Tudo isso devido aos alimentos industrializados, estilo de vida, forma de pensar, sedentarismo, etc.

Manter seu cérebro ativo e sua saúde e dia é algo que faz sentido para você?

Se sua resposta for sim, aproveite a leitura e comece hoje mesmo a implementar novos hábitos em sua vida.

Mas, antes de iniciar o livro, quero apresentar a você a Pirâmide da Saúde Plena!

Neste momento, você vai conhecer a história da Pirâmide da Saúde Plena! Mais do que isso, você vai compreender a importância dela na manutenção da sua saúde plena.

A PIRÂMIDE DA SAÚDE PLENA

A pirâmide é composta de 7 áreas de crescimento constante para uma vida extraordinária. Você verá cada uma delas a seguir:

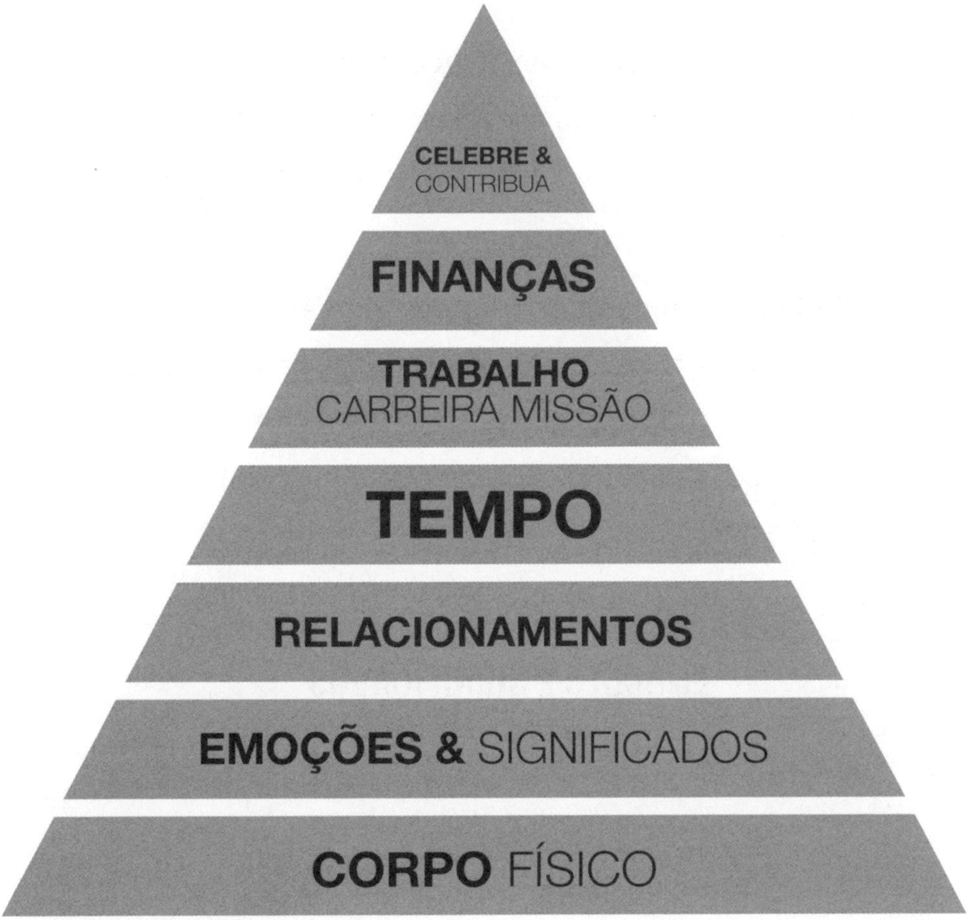
CELEBRE &
CONTRIBUA
FINANÇAS
TRABALHO
CARREIRA MISSÃO
TEMPO
RELACIONAMENTOS
EMOÇÕES & SIGNIFICADOS
CORPO FÍSICO

Ilustração: Alice Tischer

CORPO FÍSICO

A base da pirâmide está relacionada com o CORPO FÍSICO. Se você tem boa saúde física, conseguirá sustentar o resto da pirâmide.

"Nada como ter saúde", você deve lembrar disso quando está doente. Como é maravilhoso ter saúde e não deixar de fazer nada que você queira fazer por estar doente.

Toda enfermidade pode afetar de várias formas o desenvolvimento no campo profissional, pessoal, emocional e financeiro. Se a nossa energia não está 100% também não conseguimos nos doar com plenitude em todas as áreas da vida.

EMOÇÕES E SIGNIFICADOS

A segunda parte da pirâmide está relacionada com EMOÇÕES E SIGNIFICADOS. E quando falamos de emoções, gostaria de fazer algumas reflexões com você neste momento:

– De que forma você lida com suas emoções?

– Você sabe controlar seus pensamentos?

– Você sabe o que maus pensamentos podem gerar no seu dia a dia?

RELACIONAMENTOS

Existem relacionamentos que são extremamente benéficos à nossa saúde. Isso ocorre quando estamos perto daquelas pessoas que nos fazem bem. Não são, necessariamente, membros de nossa família, mas nos trazem alegria, felicidade e sentimentos de afeto.

Digo que podem ser até mesmo amigos de infância ou pessoas que acabamos de conhecer. Na verdade, são seres humanos que estão na mesma frequência de energia que a nossa.

Sabe aquelas pessoas que o nosso "santo bate"? Podemos ficar horas, dias e meses juntos delas, que nos sentimos muito bem.

Paralelo a isso, há pessoas que nos causam um tremendo desconforto, roubam a nossa energia, nos despertam sentimentos ruins e nos tiram do foco.

Isso pode acontecer com pessoas muito próximas de nós, como membros de nossa família e colegas de trabalho... Geralmente, são pessoas que "precisamos" conviver diariamente, mas também podem ser pessoas com quem convivemos esporadicamente. Chamo esse tipo de relação de "relacionamento vampiro", pois sugam a nossa energia e nos deixam ruins.

Ressignificar sentimentos ruins que as pessoas despertam na gente e **ter a liberdade de dizer NÃO** à convivência com pessoas sugadoras de energia é a chave para mantermos junto com os outros degraus da pirâmide da saúde plena.

TEMPO

Comento em minhas palestras que o tempo hoje está mais valioso que o dinheiro. Corremos o dia todo atrás de mais horas para fazer o que precisamos fazer.

Será que perdemos o controle do tempo? Ou será que o dia não tem mais 24 horas e não conseguimos mais fazer o que fazíamos antes?

Como mulher, com 3 filhas, esposo, empresa, palestras e casa, confesso que há dias em que sinto que tive apenas 15 ou 20 horas e não 24 horas para executar o que precisava: fazer as compras do mercado, ajudar as filhas no colégio, escrever este livro, etc.

Aprender a gerenciar o tempo e a dizer NÃO a atividades que não são prazerosas ou que não fazem sentido ajuda a manter a nossa pirâmide em harmonia.

TRABALHO E CARREIRA

Encontrar no trabalho a tão esperada realização profissional é algo que depende muito de nós, pois se fazemos algo de que gostamos muito, que sentimos prazer em executar, o resto é consequência.

Identificar em que atividade somos bons, o que nos gera prazer e felicidade, e conseguir levar isso para a carreira é fundamental para manter a saúde plena.

Como o trabalho geralmente nos exige grande parte do nosso dia, ficar em um local ou fazer algo que nos desagrada, com certeza pode gerar doenças.

Percebo que a maioria das pessoas não procura sua atividade ideal por medo. Lembro aqui que sentir medo é algo comum a todos nós, mas as pessoas que têm mais sucesso são aquelas que, apesar do medo, vão lá e fazem o que precisa ser feito.

FINANÇAS

De que forma você lida com suas finanças?

Dinheiro para você é importante?

Com certeza você já ouviu a famosa frase "Dinheiro não traz felicidade". Discordo totalmente, pois, se temos boas condições financeiras, há maior chance de realizarmos atividades e termos coisas que nos deixam mais felizes. O que não traz felicidade é a busca incessante e a vida apenas pelo dinheiro.

O dinheiro não transforma as pessoas, ele apenas reforça a essência do que você já é. Se você tem uma boa índole, é uma pessoa do bem, ter mais dinheiro na sua vida vai reforçar as suas qualidades. Assim, você conseguirá praticar a contribuição de forma mais abundante e poderá ter mais saúde plena.

CELEBRE E CONTRIBUA

As nossas pequenas, médias e grandes vitórias do dia a dia precisam ser celebradas. O nosso cérebro precisa sentir a felicidade e satisfação de ter conseguido realizar algo.

Dessa forma, vai nos dar vontade de fazer mais e mais. Essas celebrações podem ser um simples "YES!" que você diz e vibra consigo mesmo, um presente que você se dá, um brinde com a pessoa amada... Não importa o como, o importante é celebrar.

Quando recebemos algo do Universo, também sugiro que façamos a nossa contribuição. Não estou falando aqui que você precisa dar algum valor em dinheiro, apesar de ser uma boa forma, mas podemos contribuir com o nosso tempo, uma palavra amiga ou simplesmente ouvir alguém que esteja precisando.

Contribuir com o mundo faz com que aumente a roda da abundância, nos fazendo mais abundantes de vida, saúde, dinheiro, amor e felicidade.

Celebrar e contribuir são fundamentais para manter a pirâmide da saúde plena em ascensão.

Neste livro você aprenderá os passos para deixar a base da pirâmide da saúde plena com estrutura forte para sustentar todo resto.

Se você não domina o seu corpo, a sua capacidade de maximizar sua saúde, aprendizado, energia e vitalidade, todo valor em dinheiro, carreira, sucesso ou contribuição ao mundo não terão importância.

Com certeza se você for agora em qualquer hospital, nos quartos de pessoas idosas e doentes, e fazer a seguinte pergunta:

"Se você pudesse ter feito algo diferente na sua vida, o que você mudaria"?

Que tipo de resposta você acha que será dada?

Qualquer pessoa, independentemente da sua condição financeira, daria tudo para ter mais saúde e voltaria no tempo para se cuidar mais. Tenho certeza disso.

Por isso, quanto mais cedo você iniciar o seu processo nos Passos para a Saúde Plena, mais rápido aparecerão os resultados na sua vida.

Espero de coração que você consiga atingir esse objetivo. Sobretudo, que tenha disposição para ler este livro e que, verdadeiramente, consiga colocar cada passo em prática.

Não precisa fazer todos de uma única vez, o importante é iniciar!

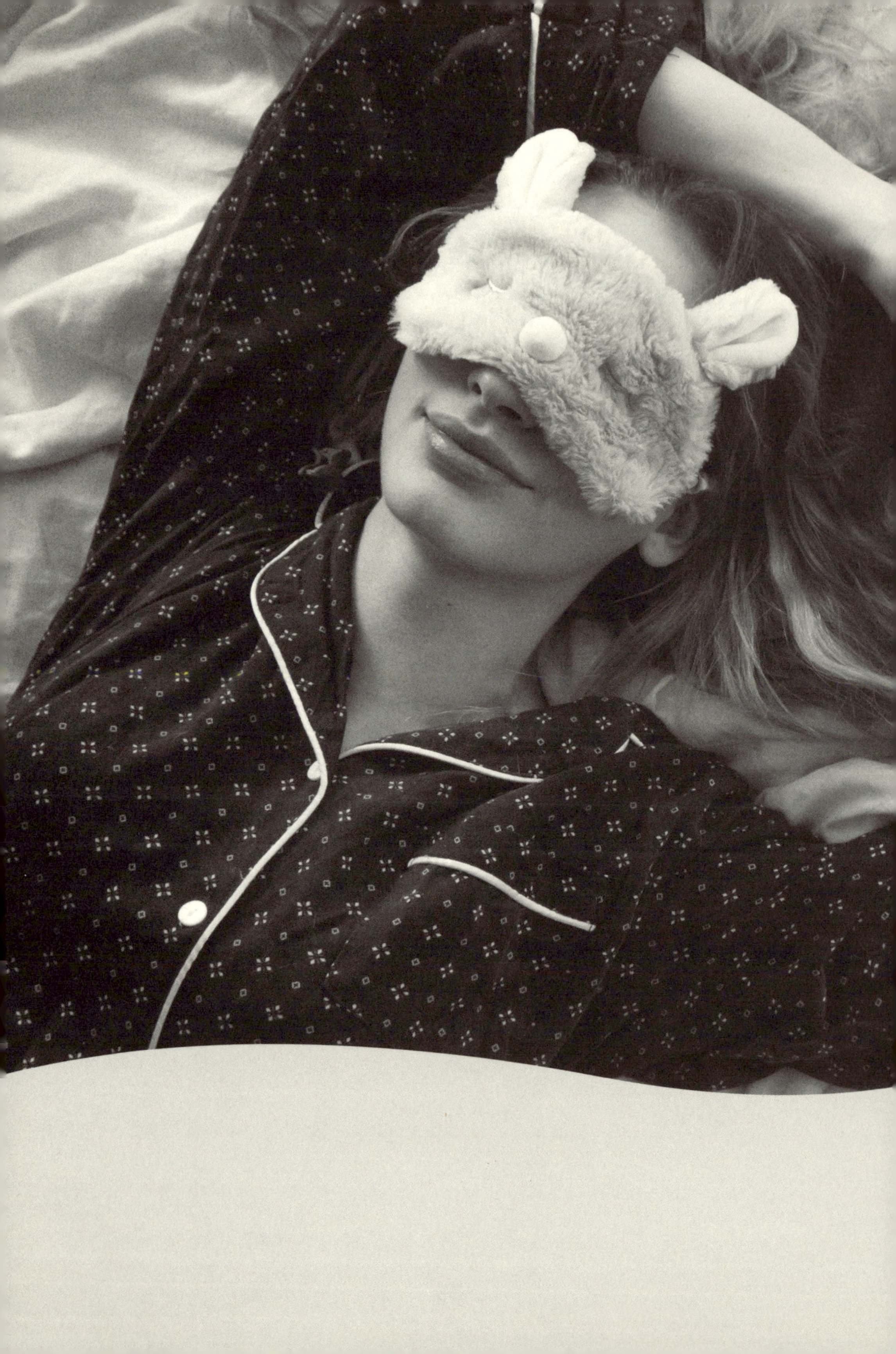

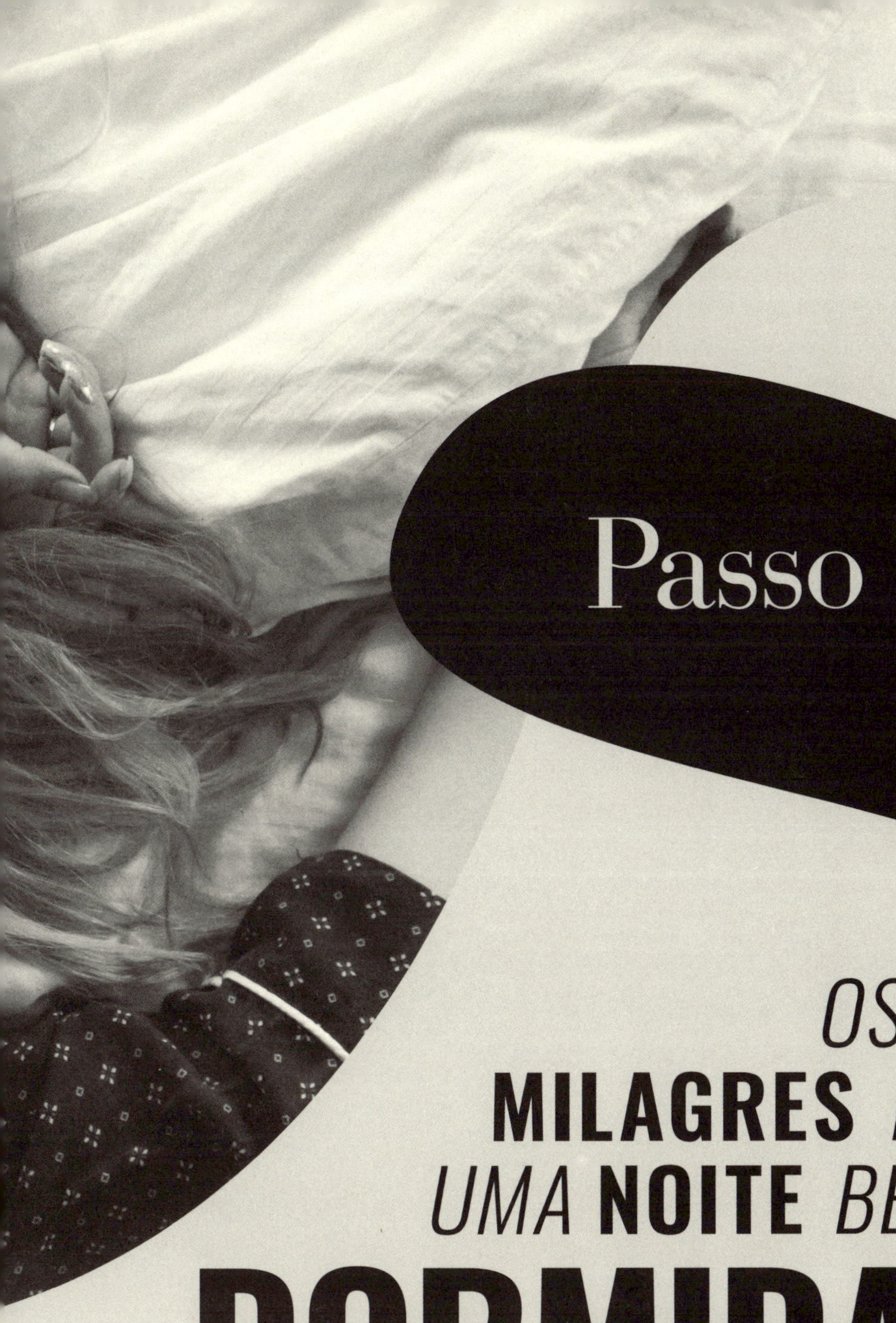

Passo 1

OS **MILAGRES** *DE* *UMA* **NOITE** *BEM* **DORMIDA**

Antes de iniciarmos este capítulo, que considero um dos mais importantes, quero te convidar a fazer algumas reflexões sobre suas noites, vamos lá?

1. Quantas horas por noite você dorme?

2. Precisa de medicamentos para dormir?

3. Você tem TV no quarto?

4. Possui o hábito de ficar no celular ou computador antes de dormir?

5. Qual é o horário da sua última refeição do dia?

Dependendo da resposta que você dá a essas perguntas iremos saber se você é:

1. uma vítima de noites mal dormidas;

2. se tem noites sem dormir;

3. se o seu sono não é fisiologicamente reparador, se suas noites de sono são capazes de promover o reparo em suas células, fazer a limpeza no organismo e levar o corpo ao equilíbrio (estado de homeostase).

Você vai ver, no decorrer deste livro, o quão valioso é ter noites de sono bem dormidas. Você poderá perceber que dormir bem é considerado "um santo remédio", como diziam nossas avós!

Em minha casa, sempre uso o que considero a nossa "Farmácia Interna", pois o nosso corpo tem a capacidade de se recuperar e tratar muitas doenças. Ao longo destas páginas, você compreenderá que somos nós mesmos quem produzimos nossas dores. Mas, se as produzimos, também temos condições de curá-las.

Nesse caso, o sono reparador é fundamental.

Tenho três filhas, as gêmeas de nove anos e a minha caçulinha de um aninho. Quando uma delas reclama que está com dor de barriga, de cabeça ou outro mal-estar, faço uma avaliação inicial e geralmente falo: "Vamos dormir bem que amanhã estará melhor". E as meninas já aprenderam a lição!

Em minhas palestras sobre saúde costumo dar muita ênfase sobre a importância de dormir bem, pois **noites mal dormidas nunca são recuperadas.**

Durante muito tempo, o sono foi considerado um período de tempo em que o corpo e a mente "desligavam". Jugava-se que era um momento inativo, de pausa das atividades diárias.

Hoje em dia, graças a muitas décadas de investigação e pesquisa, sabemos que o sono é um estado ativo em que a saúde física e mental é renovada por meio de noites bem dormidas.

Imagine que durante seu sono profundo uma equipe de limpeza entra no seu corpo com vassouras e material de limpeza e retira tudo que esteja sujo e lhe causando mal. Essa metáfora sempre faço nos cursos pelo Brasil afora para poder explicar a milhares de pessoas o quão poderoso e de baixo custo é essa ferramenta que temos dentro de nós mesmos. Quantas vezes não sabemos usá-la de maneira correta.

Muito se escreveu nos últimos anos sobre o sono, e com muita razão: mais do que nunca sabemos da importância e do valor do sono do ponto de vista prático e científico.

Resumindo: dormir influencia enormemente as horas que você passa acordado. É essencial uma boa noite de sonho para que você se sinta bem, consiga fazer suas atividades e seja você mesmo com o máximo de sua energia.

Pense nas noites que você passou em claro por algum motivo, como foi seu dia seguinte?

Produtivo ou Cansativo?

Tenho certeza que poderia ter sido muito melhor se a noite anterior tivesse sido de qualidade.

Sempre fui uma pessoa que dormia muito bem, tinha facilidade de "pegar no sono", mas essa realidade mudou quando minhas filhas gêmeas Letícia e Isadora nasceram.

Lembro-me de cada noite passada em claro, amamentando e tentando fazer as duas bebezinhas dormirem. Muitas vezes amanhecia o dia, e eu na sala com elas sem ter conseguido pregar o olho, como dizem por aí.

O pior vinha durante o dia: tantos afazeres e muito sono... O dia não rendia, foram alguns longos meses nessa situação.

Noites perdidas jamais são recuperadas, são momentos de ouro em nossas vidas que devemos dar extremo valor. Ainda bem que isso passa! Logo eu voltei à rotina de noites bem dormidas.

E, por falar em bebês, temos de ensiná-los a dormirem bem desde que nascem. Há muitas técnicas, mas a principal delas é ensinar a criança a diferenciar o dia da noite.

Quando fazem os soninhos diurnos, o ambiente precisa estar claro. Pais ou cuidadores não devem deixar o quarto escurinho, pois isso confunde o cérebro do bebê.

Já durante a noite é importante que o quarto esteja escuro. Pense bem: os pais geralmente deixam as luzes acesas, pois acham que a criança pode sentir medo, mas medo de quê?

Acabaram de nascer e, no útero, as noites também eram escuras. Por isso, para que a melatonina (hormônio do sono) seja produzida de forma correta, precisamos de luz durante o dia e escuridão à noite.

Assim, o ciclo circadiano funcionará de forma harmoniosa. Você saberá mais sobre esse ciclo ao longo deste livro.

Estudos laboratoriais e clínicos mostram que todo o nosso corpo se beneficia pela qualidade e quantidade do sono, principalmente o CÉREBRO!!!

Em média, o ser humano passa 1/3 da vida dormindo. Daí nos questionamos: uma pessoa de 60 anos passou 20 anos dormindo!

Seria perda de tempo?

A resposta dou com toda convicção: quanto melhor o seu sono em qualidade e quantidade, maior será a sua expectativa de vida e melhor será a sua saúde por completo.

As publicações *The American Academy of Sleep Medicine* e *Sleep Research Society* dizem que sono suficiente e adequação do relógio biológico são tão importantes quanto a boa nutrição e a atividade física para manutenção da saúde.

As mulheres precisam de mais sono que os homens, em média 20 a 30 minutos ao dia. Isso se dá pela característica multitarefa do sexo feminino, que usa um porcentagem maior do cérebro durante o dia.

Consigo perceber essa realidade em minha casa, meu esposo acorda e eu sempre preciso de uns minutos a mais para conseguir acordar de forma natural e bem-humorada.

Você sabia que ficar uma semana inteira com privação do sono pode alterar mais de 500 genes?

E o que isso quer dizer? Que as nossas células podem sofrer mutações e, ao invés de manifestar saúde, iniciar a manifestação de algumas doenças.

Além disso, muitas delas podem se tornar doenças crônicas. Os principais genes afetados são os relacionados com processos inflamatórios, imunidade e metabolismo.

É comum pessoas que dormem mal ou muito pouco sofrerem de baixa imunidade. Elas pegam gripe fácil ou ficam mais susceptíveis a doenças virais, como afeta também o metabolismo, deixando-o mais lento.

Dessa maneira, pode-se iniciar um processo de obesidade. Frequentemente verificamos casos assim em profissionais que iniciam um trabalho noturno.

DIFERENCIANDO O DIA DA NOITE

Uma das primeiras coisas que fiz quando a minha Cecília nasceu foi ensiná-la a diferenciar o dia da noite, pois assim eu tinha a plena certeza de que ela dormiria bem. Quem tem bebê em casa sabe muito bem que, se o nosso sono é preservado, o dia é muito mais produtivo.

Dessa forma, a Cecília aprendeu sobre o Ciclo Circadiano, que é um ciclo de atividade biológica que inclui a regulação do estado sono e vigília, a secreção hormonal e a temperatura corporal.

Baseado num período aproximado de 24 horas, ele é regulado por um relógio biológico, sob a influência de estímulos externos como o ciclo luz/escuridão. Todas as células possuem um ciclo circadiano.

O ciclo circadiano está no cerne do nosso bem-estar. Por volta de seis semanas de vida, todos nós estabelecemos esse padrão de atividade repetitiva associada aos ciclos do dia e da noite.

Quando o nosso ritmo não está sincronizado com o dia solar de 24 horas, podemos nos sentir adoentados ou cansados, que é o que ocorre, por exemplo, quando viajamos de um fuso horário para outro e forçamos o corpo a adaptar-se rapidamente a um novo ciclo.

A maioria das pessoas não se dá conta de quanto o ritmo inerente ao corpo depende dos hábitos de sono e é controlado pelo cérebro.

Os ciclos naturais de dia e noite do corpo ditam praticamente tudo em nós. Basta lembrar que os padrões de liberação de hormônio estão ligados a esse ciclo.

Trabalhadores noturnos, que sabidamente mantêm hábitos de sono irregulares devido à função, convivem, por causa disso, com um risco potencial mais elevado para uma série de doenças, principalmente problemas de hipertensão, depressão, diabetes, hipotireoidismo dentre outras doenças.

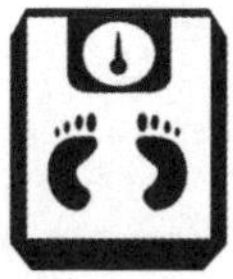

Infelizmente muitas pessoas estão indo dormir cada vez mais tarde, em função da televisão, celular, tablets, jogos, etc., e elas não sabem o mal que estão causando para a própria saúde.

Sugiro que, da próxima vez que você se sentir cansado, mal-humorado, lento, desconcentrado ou com sensação de memória fraca, analise como anda os seus hábitos de sono.

Na maioria das vezes a resposta está aí. Todos nós precisamos de um padrão regular e confiável de sono reparador e vigília (sem o uso de medicamentos de tarja preta), para assim regular nossos hormônios, deixar o organismo mais saudável e o nosso cérebro mais apto a aprender e absorver informações.

Mesmo que no dia a dia possamos não perceber os efeitos colaterais da falta de sono no nível genético, com certeza vivenciamos os demais sintomas da privação de sono crônica, conforme você verá a seguir.

Você sabia? A privação do sono leva ao que chamamos de DÉBITO DO SONO, que é cumulativo. Na prática, significa que duas semanas dormindo menos que 6 horas ao dia equivale ao mesmo déficit físico de não dormir por 24 horas seguidas.

EFEITOS DA PRIVAÇÃO DO SONO

✓ Baixa imunidade

✓ Confusão mental

✓ Perda de memória

✓ Dificuldade de concentração

✓ Déficit energético

✓ Déficit muscular

✓ Afeta a homeostase (equilíbrio) do corpo

✓ Perda do julgamento

✓ Mal humor

✓ Cansaço físico e mental

✓ Alteração metabólica

✓ Obesidade

✓ Diabetes

✓ Depressão

✓ Doenças cardiovasculares

Além disso, pode levar a patologias como: hipertensão arterial, diabetes, disbiose intestinal, câncer por aumento do processo inflamatório e redução de melatonina (hormônio natural, presente no nosso corpo responsável pelo sono reparador).

Vários fatores listados a seguir diminuem os níveis de melatonina e causam grandes prejuízos ao nosso organismo. Hoje existe a possibilidade de fazer suplementação desse hormônio para a melhora da qualidade do sono, converse com seu médico sobre isso.

E O QUE É O SONO REPARADOR?

O sono reparador é aquele que nos possibilita ter uma gama imensa de benefícios processados unicamente durante uma noite de sono bem dormida. O período do sono é o momento chave em que nosso corpo tem a chance de descansar e executar funções fundamentais.

O ideal é que, durante a noite, o nosso corpo não precise se preocupar com nada além daquilo que está programado para fazer. Durante o sono reparador, o corpo tem a chance de descansar e executar funções fundamentais como:

✓ **Reparar danos celulares** ocorridos durante o dia. Se não forem reparados, podem levar a sérias consequências de saúde.

✓ **Desintoxicar**. A melhor maneira que o corpo encontra de fazer detox é durante o sono. Nesse período, elimina-se toxinas que ficam acumuladas no corpo e principalmente no cérebro.

✓ **Produzir hormônios**. Produzidos no período do sono, dentre eles estão: testosterona, progesterona, hormônio do crescimento, hormônios tireoidianos e muitos outros. Caso seja diminuída a produção, acarretará em consequências sérias para nossa saúde e diversas doenças. Os atletas precisam ter noites bem dormidas para conseguir recuperar a musculatura e produzir hormônios, principalmente a testosterona, que está bem relacionada com o desempenho físico e muscular.

✓ **Organizar informações** captadas durante o dia. Para que o cérebro consiga "registar com qualidade" dados importantes, deve ocorrer o sono reparador. Portanto, pessoas que estão em processo de estudo e aprendizagem necessitam e muito dormir de forma adequada. Passar a noite em claro estudando, muitas vezes, não faz sentido, pois não ocorrerá a absorção do conhecimento.

Você tem algo importante para resolver e quer decidir bem? Uma noite de sono reparadora pode fazer uma grande diferença na organização dos seus pensamentos e tomadas de decisões inteligentes.

Para dormir bem e ter um sono reparador é totalmente PROIBIDO antes de ir para cama:

SITUAÇÕES DE ESTRESSE E ABORRECIMENTOS

Isso faz com que o cortisol (hormônio do estresse) seja secretado. Assim, nosso corpo entende que está frente a uma situação de estresse, e por isso a síntese desse hormônio vira prioridade e deixamos de produzir melatonina, que é o hormônio que nos induz ao sono reparador. Dessa forma teremos uma noite mal dormida, agitada e não reparadora.

ALIMENTAÇÃO TARDE

Quanto mais tarde nos alimentarmos, mais trabalho extra vamos dar ao nosso corpo, que fica encarregado de fazer o processo de digestão. Principalmente se existirem carboidratos como pães, pizzas e macarronadas que exijam a liberação de insulina na corrente sanguínea e diminui assim a liberação de melatonina, levando a noites pesadas e mal dormidas. Dessa forma, perde-se mais uma noite do nosso querido sono reparador.

POLUIÇÃO ELETROMAGNÉTICA

Nos dias atuais, as pessoas estão expostas a todos os tipos de equipamentos e máquinas que emitem ondas eletromagnéticas. É praticamente impossível viver isolado de tudo, mas há medidas que podem e devem ser adotadas para evitar que as ondas interfiram negativamente no nosso organismo.

Você tem o hábito de ficar usando o celular antes de dormir? Se a resposta for sim, pode se preparar que a curto ou médio prazo você poderá ter problemas de sono, de memória e fadiga.

Devemos usar os equipamentos/máquinas de maneira moderada, ou seja, tentar reduzir o uso de computadores, *notebooks*, telefones celulares e fornos de micro-ondas, entre outros itens.

Vamos colocar em prática?

⟹ Reduza o tempo diante da televisão e aproveite para curtir a família, brincar na rua e ler um livro, que são atividades bem mais saudáveis;

⟹ Coloque os pés na terra e na grama, ação que ajuda a descarregar o organismo;

⟹ Não coloque o telefone sem fio próximo a você;

⟹ NÃO deixe o seu celular carregando ao lado de sua cama, muito menos ligado debaixo do travesseiro. As ondas eletromagnéticas emitidas pelos aparelhos ligados na tomada interferem nas ondas cerebrais e cardíacas.

⟹ Não deixe o roteador ligado dentro do seu quarto;

⟹ Desligue da tomada o máximo possível de aparelhos eletrônicos.

Colocar os pés na terra e na grama ajuda a descarregar o organismo.

BARULHO

O quarto ideal deve ser sempre 100% silencioso. Aparelhos com luzes contínuas, mesmo que miúdas, e que emitem algum sinal sonoro, devem ficar fora do ambiente e a uma distância em que suas ondas não atinjam o sono do indivíduo. Dormir com o som ou a TV ligados pode acabar com a possibilidade do seu corpo produzir toda a cadeia hormonal e de outras centenas substâncias que são produzidas especificamente durante o sono reparador.

TEMPERATURA DO QUARTO

A temperatura também deve ser controlada, pois um ambiente abafado não favorece o descanso. Contudo, o uso de aparelhos de ar-condicionado deve ser feito com moderação e cuidado. O ar-condicionado não tem nenhum problema se a pessoa estiver acostumada. Mas ele resseca muito o ambiente. Se realmente for um dia mais seco, em que não houve chuva, aquele lugar terá pouca umidade. A dica é colocar alguma vasilha com água ou umidificador. Lembre-se ainda que os aparelhos de ar-condicionado precisam de manutenção, senão a quantidade de alérgenos e poluentes aumenta.

ESCURIDÃO

Em nosso mundo moderno, muitas pessoas ficam até muito tarde em seus *smartphones*, *tablets* e computadores, e isso tem um custo muito alto para nossa saúde. A tecnologia não só mantém nosso cérebro estimulado durante a noite, mas também pode perturbar o sono, até mesmo atrasar muito a nossa hora de dormir.

A exposição à luz durante a noite pode não parecer grande coisa para você, mas lembre-se que antes do advento da tecnologia moderna, nós basicamente tínhamos duas luzes que nos guiavam em todos os tempos – o sol e a lua.

E essas luzes naturais nos ajudaram a ver durante o dia, além de nos acalmar para dormirmos à noite. Nós nos tornamos acostumados a esses padrões naturais, acordando com o sol e adormecendo com a lua.

No entanto, agora que nos afastamos da natureza, temos uma abundância de iluminação artificial e, enquanto isso pode nos ajudar a trabalhar e enxergar em lugares com pouca luz solar, causa muito dano ao cérebros e saúde em geral.

Iluminação interna, é claro, não se compara ao poder do sol, mas, na verdade, emite mais luz do que a lua e as estrelas. Isso leva à falta de sono, se usarmos iluminação artificial muito perto da hora de dormir.

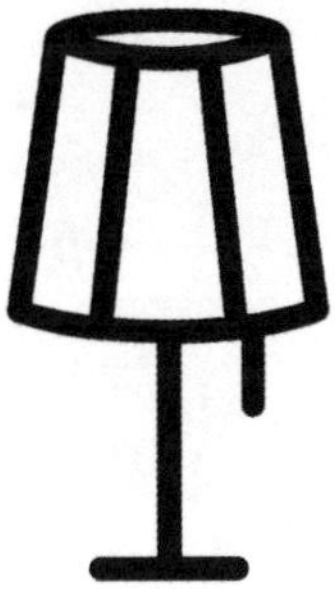

O ideal é que, no momento que você vai dormir, o seu quarto esteja numa escuridão total, em que você não consiga enxergar nem a sua mão.

Estudos mostraram que a exposição à luz antes de deitar encurta a duração da melatonina em 90 minutos, em comparação com a exposição à luz fraca.

Além disso, manter as luzes acesas na sala enquanto você dorme pode suprimir os níveis de melatonina por mais de 50%, prejudicando assim seu sono.

Pode acreditar, pessoas que têm diminuição nos níveis de melatonina tendem a sofrer de envelhecimento precoce.

AÇÕES PARA UMA SAÚDE PLENA

1. Ir para cama todos os dias no mesmo horário e dormir 6 a 8 horas seguidas;

2. Não comer nem beber nada 4 ou 5 horas antes de dormir. Se sentir fome, dar preferência a frutas que digerem mais rápido;

3. Cochilar 30 minutos após almoço.

4. Dormir em um ambiente totalmente escuro e ficar sem TV e aparelhos celulares no quarto.

Compartilhe seus resultados
nas redes socias com a *hashtag*
#vivacomsaudeplena

Vou adorar saber o que aconteceu
com você e sua família
após esse desafio!

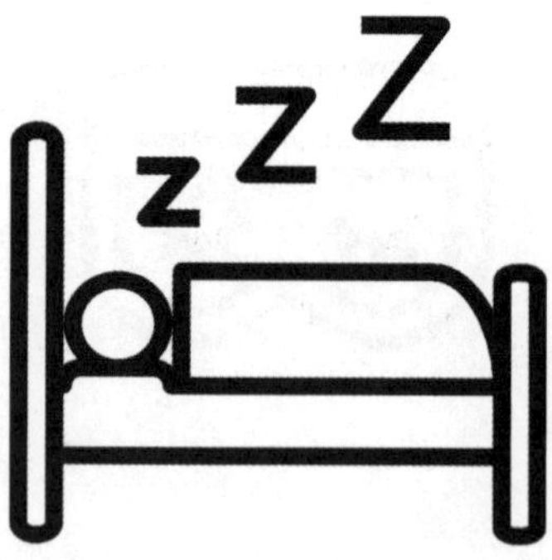

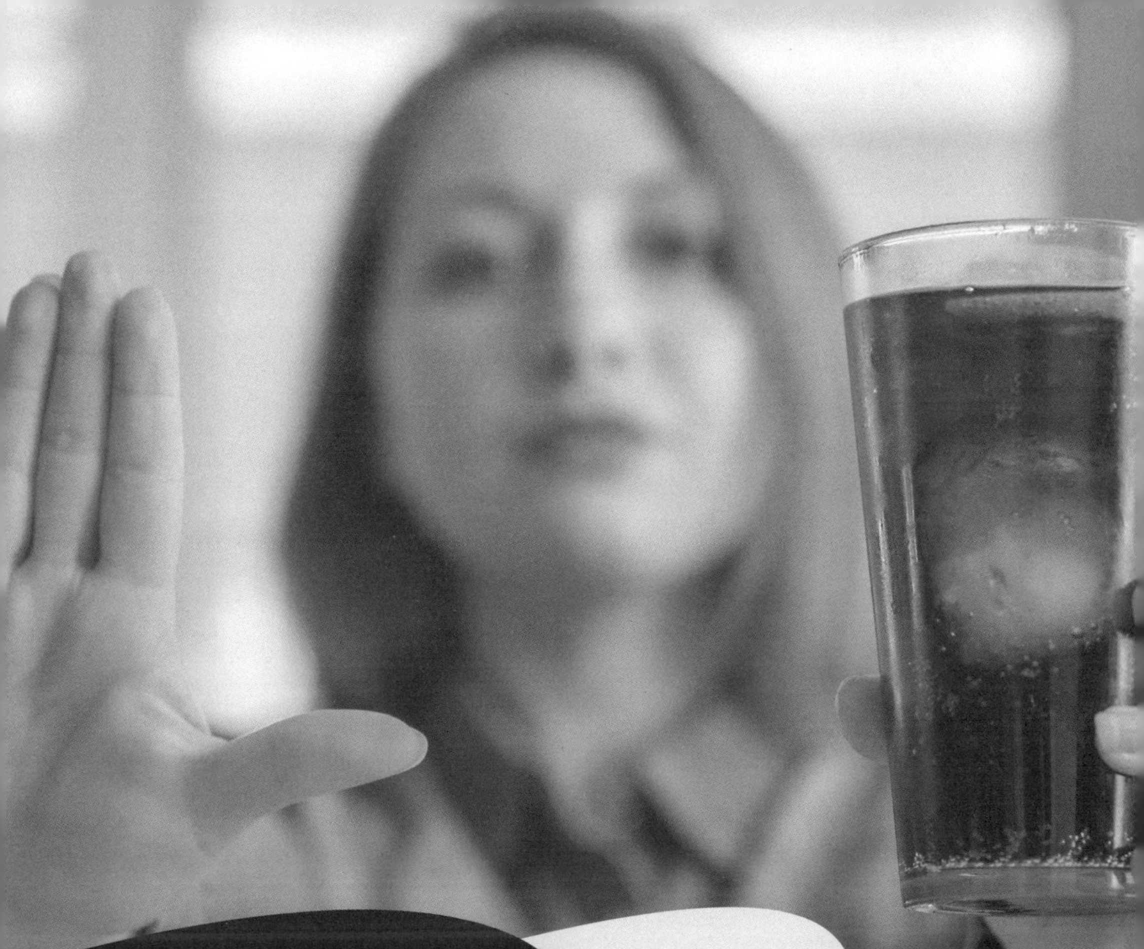

Passo 2

REFRIGERANTES: *UM DOCE* VENENO *NA SUA MESA*

Você sabia que o consumo excessivo de refrigerantes pode diminuir força muscular?

Um estudo de uma universidade grega, realizado em 2009 afirmou que o consumo excessivo de refrigerantes do tipo cola pode levar a problemas que vão desde uma leve fraqueza até paralisia muscular profunda.

A pesquisa de autoria do médico Dr. Moses Elisaf, da Universidade de Ioannina, na Grécia, afirma que estes problemas ocorrem devido ao fato de a bebida causar a queda do nível de potássio no sangue.

Essa é apenas uma das inúmeras notícias que poderiam ser listadas aqui, o relatório completo foi publicado na revista especializada *International Journal of Clinical Practice* (IJCP), que comprova todos os malefícios provado pelo consumo de refrigerantes.

Você conhece os problemas que o consumo desse tipo de bebida pode trazer para sua saúde e da sua família?

Costumo dizer que o que nos separa de fazer a coisa certa, muitas vezes, é o simples fato de não termos conhecimento de determinados assuntos. A partir do momento em que descobrimos que algo nos faz mal raramente vamos repetir o erro.

Então, para ajudá-lo a fazer novas escolhas, confira comigo apenas alguns malefícios que esse "doce veneno" causa em seu corpo:

- **Défict de atenção**
- **Cárie**
- **Doença cardiovascular**
- **Gastrite**
- **Diabetes**
- **Obesidade**
- **Osteoporose**
- **Insônia**

- **Alterações renais**
- **Hipertensão**
- **Enxaquecas**
- **Alergias**
- **Celulites**
- **Inflamações**
- **Câncer**

E VOCÊ, AINDA BEBE REFRIGERANTES?

Saiba que o meu objetivo aqui não é levantar nenhuma bandeira contra a indústria de refrigerantes, quero apenas que você esteja consciente de suas escolhas.

Que tal continuar este capítulo respondendo as 3 questões abaixo?

1. **Você e sua família bebem refrigerantes?**
2. **Quantos copos por dia?**
3. **Você realmente conhece os malefícios causados por essa bebida?**

Dentre todos os passos tratados neste livro, podemos dizer que este é o mais fácil de resolver. Basta você cortar definitivamente a compra deste veneno e não o consumir mais.

Na minha opinião é inconcebível nos dias de hoje, com tantas informações, as pessoas ainda fazerem uso dessa droga. Sim, o considero uma droga, pois o refrigerante nada mais é do que uma mistura química preparada para viciar quem a ingere.

Lembro-me da minha infância, e quem tiver mais ou menos a minha idade poderá se identificar comigo, os refrigerantes eram comercializados apenas em garrafas de vidro com capacidade de 1 litro, que eram compartilhadas por toda família somente no fim de semana.

Hoje me assusto quando faço alguma refeição fora de casa e percebo muitas pessoas comendo sozinhas e com sua garrafa de refrigerante de 600ml ou mais. Provavelmente essas pessoas não sabem, ou, pior, não querem nem saber, dos problemas de saúde que estão plantando em seu corpo.

Você já parou para ler o rótulo de algum desses produtos? São inúmeras substâncias químicas nocivas contidas em um tentador copo de refrigerante gelado.

As principais substâncias da fórmula dessas bebidas são:

– **Ciclamato de sódio:** altamente nocivo ao ser humano, é um agente químico reconhecidamente faz mal à saúde.

– **Benzeno:** O benzeno está presente no ambiente, decorrente principalmente da fumaça do cigarro e da queima de combustível. Na indústria, é matéria-prima de produtos como detergente, borracha sintética e náilon. O efeito do benzeno é lento, mas, quanto maior o tempo de exposição e a quantidade do composto, maior a probabilidade de desenvolver um tumor.

Uma pesquisa com refrigerantes da Associação Brasileira de Defesa do Consumidor (Pro Teste) verificou nessas bebidas a presença de benzeno, substância potencialmente cancerígena.

A química Arline Abel Arcuri, pesquisadora da Fundação Jorge Duprat Figueiredo de Segurança e Medicina do Trabalho (Fundacentro) e integrante da Comissão Nacional Permanente do Benzeno, contou que o composto vem sendo relacionado especialmente a leucemias e, mais recentemente, também ao linfoma.

O fato de entrar em contato com o benzeno não significa necessariamente que a pessoa vá ter câncer, há organismos mais e menos suscetíveis. "Mas não somos um tubo de ensaio para saber se resistimos ou não, e não há limites seguros de tolerância. O ideal, então, é não consumir", alertou Arcuri.

– Xarope de milho, rico em frutose (HFCS, na sigla em inglês *High Frutose Corn Syrup*) é um edulcorante que se encontra em muitos alimentos e bebidas, como as gasosas não dietéticas.

Este xarope converteu-se no edulcorante preferido de muitos fabricantes de refrigerantes por ser mais econômico, doce e fácil de misturar do que o açúcar de mesa. O xarope de milho é altamente viciante, com poder adoçante muito superior ao açúcar, por isso gera a vontade de beber mais de um copo.

– Gás (CO_2): promove acidificação no produto, deixando-o menos enjoativo e doce. Por esse motivo, o refrigerante fica extremamente doce e difícil de beber quando perde o gás.

– Sal de cozinha (NaCl): colocado em grande quantidade para minimizar a doçura provocada pelos açúcares e principalmente para que a pessoa que esteja bebendo sinta mais sede ainda, um dos problemas da adição de sal de cozinha nos refrigerantes é a retenção de líquidos causando inchaço, hipertensão, etc.

– **Corantes:** em alguns tipos de refrigerantes há a presença de corantes como o *amarelo crepúsculo*, que favorece a hiperatividade infantil, o *amarelo tartrazina*, que oferece alto poder alergênico, além do corante *caramelo IV*, potencialmente cancerígeno.

– **Conservantes, estabilizantes e outros aditivos químicos:** substâncias que contribuem para o enorme problema de saúde que os refrigerantes causam.

Quando se fala de refrigerantes "saudáveis", como o *light* e o zero, o resultado é ainda pior, pois eles contêm adoçantes e elementos químicos nocivos ao organismo.

Muitas vezes somos vítimas de propagandas enganosas.

Em geral, os refrigerantes têm em sua composição: água, sulfatos, cloretos, cloro, fenóis, metais, açúcar, acidulante, ácido cítrico, ácido fosfórico e ácido tartárico, antioxidante, conservante, edulcorante, dióxido de carbono e concentrados que conferem sabor à bebida.

No entanto, uma lata de refrigerante do tipo cola contém cerca de sete a nove colheres de sopa de açúcar, o que indica o **alto valor calórico e pouco valor nutritivo da bebida.**

O hábito de ingerir refrigerante é cada vez mais crescente, inclusive na dieta de crianças e jovens dos anos 90 em diante, pois esse produto se tornou popular e acessível a todos, e apresenta-se de uma forma rápida, prática e pronta para consumir.

O refrigerante já tem, por si só, um grande poder persuasivo relacionado ao seu consumo, possuindo grandes atrativos para o público infantojuvenil, e a publicidade torna-se também grande aliada nesse quesito.

Quando consumida de forma rotineira e exacerbada, associada a uma dieta desbalanceada e um estilo de vida sedentário, essa bebida pode causar complicações na saúde, como, por exemplo, *doenças ósseas e diabetes tipo II, obesidade, hipertensão, úlceras, gastrites e uma infinidade de outras doenças.*

O consumo excessivo de sódio pode causar a hipernatremia, muito comum em pessoas jovens e idosas; o sódio é responsável por induzir a movimentação da água pelas membranas celulares, resultando em uma hiperosmolaridade hipertônica, provocando a desidratação celular e o aumento de pressão arterial.

As principais manifestações da hipernatremia são agitação, letargia, irritação, espasmos musculares, hiper-reflexia, tremores e ataxia. A alta ingestão de açúcar pode desencadear uma hiperglicemia, favorecendo o risco de desenvolver diabetes mellitus e obesidade.

O consumo exacerbado de refrigerante tem sido apontado pelos pesquisadores como o principal fator de sobrepeso em adolescentes. Quanto aos malefícios, destacamos não apenas os já conhecidos como o aumento da glicemia e da hipertensão decorrentes do excesso de açucares e conservantes, mas os decorrentes da interação entre os diversos constituintes do refrigerante e seus produtos formados.

Outro ponto a se considerar é que apenas o consumo de refrigerante não pode ser avaliado, pois diversas variáveis como o sedentarismo, consumo de alimentos ricos em gorduras e demais hábitos alimentares estão envolvidos.

Assim, não podem ser isoladas para um estudo mais pontual quanto aos efeitos do uso do refrigerante. Porém, é válido ressaltar que a utilização de refrigerantes pode agravar alguns quadros clínicos já presentes em um indivíduo.

Portanto, concluímos que ingerir refrigerantes prejudica nosso dia a dia, pois nosso corpo todo sofre com este veneno, inclusive o nosso cérebro, que fica intoxicado, prejudicando assim nosso estudo, desenvolvimento intelectual e aprendizagem.

Nas crianças, o resultado desse péssimo hábito torna-se ainda pior, pois os adultos é que estimulam o paladar infantil. Se os pais não oferecerem, seus filhos vão crescer sem esse terrível hábito.

Sinto vontade de chorar quando vejo um bebê tomando refrigerante na mamadeira, é muito triste essa situação.

Em minha geladeira não entra nenhum tipo de refrigerante, portanto, minhas filhas nunca colocaram esse veneno na boca. Por isso digo que é muito fácil nos livrarmos desse mal: **não comprar mais**!

Qualquer refrigerante mantém o corpo com o pH ácido, o que facilita ainda mais a presença e desenvolvimento de inúmeras doenças, inclusive o câncer. Já o nosso corpo está o tempo todo em busca do seu equilíbrio, tentando permanecer alcalino. Mas, com a ingestão dessas bebidas, isso se torna difícil, pois elas acidificam muito rápido.

O pH da maioria dessas bebidas fica em torno de 2,5, enquanto o pH do sangue é de 7,35 – 7,5. Portanto, após beber um copo de refrigerante, o ideal seria beber 32 copos de água com pH alcalino na tentativa de regular o pH do organismo.

Sei que isso é praticamente impossível, mas é apenas para você entender a magnitude do mal que faz ao organismo e o quanto seu corpo sofre para tentar chegar ao equilíbrio após beber refrigerantes.

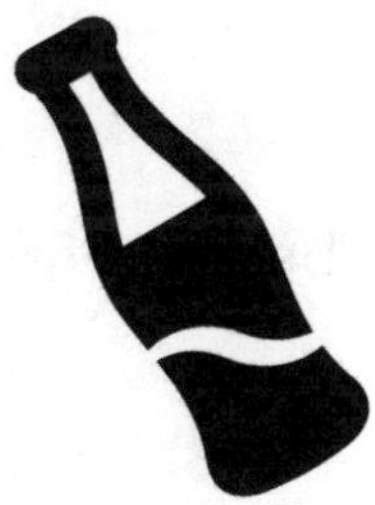

Após ler e ter acesso a todas essas informações sobre esse tema, a decisão de continuar tomando refrigerante e, principalmente, a de oferecer esse veneno aos seus filhos deve ser repensada. Assim, você pode evitar vários problemas de saúde na sua família.

Uma grande quantidade de pessoas que aceitaram o desafio de tirar o refrigerante da vida já me relataram: emagrecimento, diminuição de celulite e acnes, maior disposição, dentes mais brilhantes, além de inúmeros outros benefícios.

AÇÕES PARA UMA SAÚDE PLENA

Meu desafio é para você e sua família:

1. Ficar 30 dias seguidos sem o consumo de qualquer tipo de refrigerante, substituindo esse veneno por água ou suco de limão.

2. Perceber ao longo dos dias que o desejo de beber refrigerantes diminui após cada refeição...

3. Observe também que, com o passar dos dias, você se sentirá mais disposto físico e mentalmente, sem contar que, se você aliar esse desafio com uma reeducação alimentar, perceberá mudanças significativas no seu corpo.

Compartilhe seus resultados
nas redes socias com a ***hashtag***

#vivacomsaudeplena

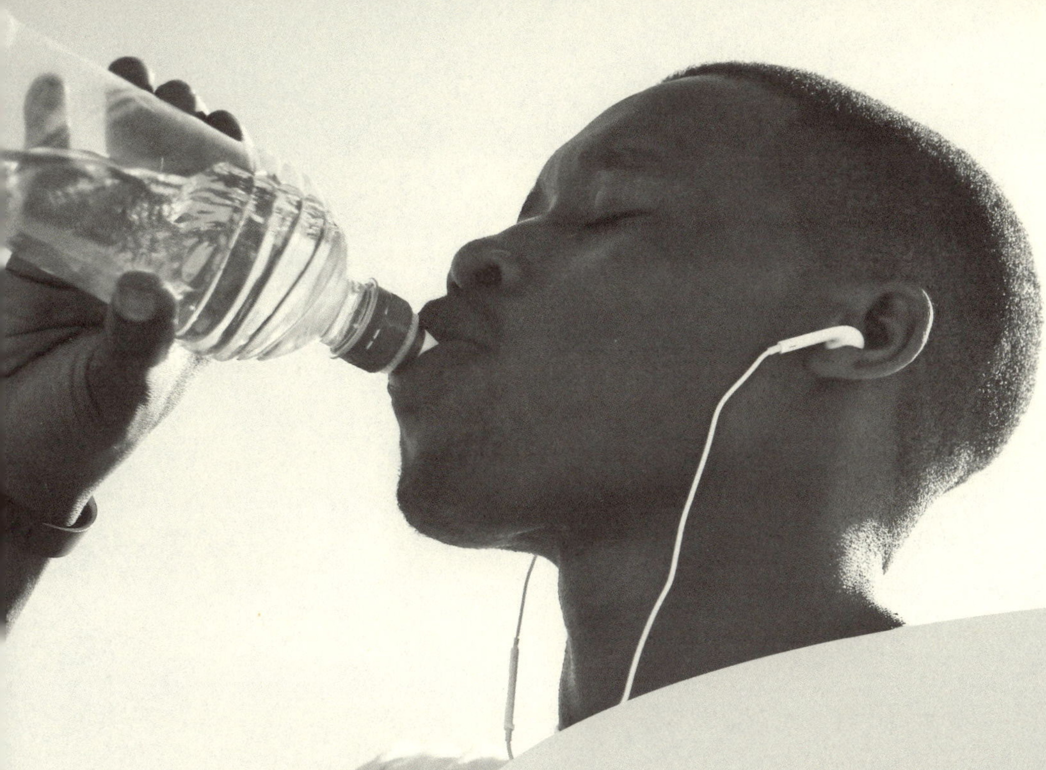

Passo 3

O PODER *DA* ÁGUA

Questões para refletir:

1. Você se lembra de beber água diariamente?

2. Quantos copos de água você bebe por dia?

3. Você sabia que beber água ativa o metabolismo?

4. Será que beber água realmente emagrece?

Se tivesse que lhe dar um conselho não seria para usar filtro solar, e sim para que você tome água e se mantenha hidratado ao longo do dia.

Essa prática é muito comum em minha casa com meu esposo e minhas filhas, tomamos muita água todos os dias. Neste momento, em que estou escrevendo este livro, coloquei um copo cheio de água ao meu lado para tomar a cada 15 minutos.

A água exerce muitas funções em nosso organismo, mas a principal delas é a melhora do fluxo sanguíneo, deixando o sangue circular melhor e levar nutrientes para todas as partes do corpo. Além disso, ativa e melhora o metabolismo fazendo com toda as reações químicas internas sejam realizadas de maneira otimizada.

Sem água no organismo, as enzimas não são ativadas deixando o funcionamento do intestino prejudicado. Além disso, a flora bacteriana não consegue executar suas funções de excretar resíduos e as toxinas.

A água de boa qualidade também elimina dioxinas, poluentes, aditivos alimentares e o carcinogênicos[1] do organismo.

O maior constituinte do corpo humano é a água! Cerca de 70% do corpo humano é constituído por água. Contudo, parte desse líquido é eliminada naturalmente,

---

[1] A carcinogênese, também denominada oncogênese, é o processo no qual as células normais se transformam em células cancerígenas, ou seja, o processo de formação do câncer.

através da respiração, do suor e da urina. Por isso, é preciso estar sempre atento para repor o que foi perdido.

Você sabia que 77% do nosso cérebro é pura água? O líquido cranial é um condutor de nutrientes e uma almofada de proteção contra choques.

Como a maior parte do corpo humano é composta por água, a falta dela no organismo reflete em pele envelhecida, flacidez, queda de cabelos e unhas fracas, além de outros sintomas que você vai conhecer a seguir, ao longo deste livro.

Alguns especialistas sugerem que comecemos o dia fazendo **um simples exercício quando acordamos: beber 2 copos de água** para promover ativação de nossas células e nossas enzimas.

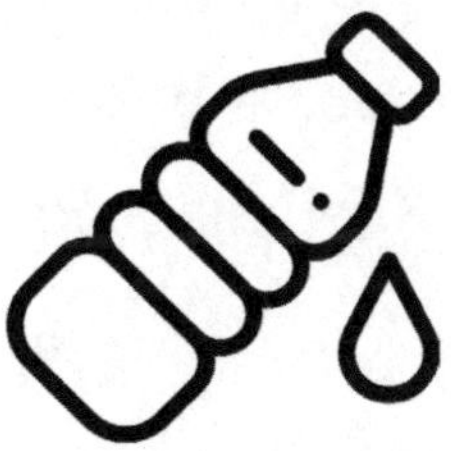

O carro precisa de gasolina para andar, já o cérebro precisa de água para poder trabalhar.

Quem não bebe muita água fica doente com mais facilidade, você pode observar isso ao seu redor, no seu cotidiano, entre as pessoas que você convive.

Em contrapartida, quem faz uso de água de boa qualidade em abundância fica menos doente. Quando a água umedece as áreas do corpo mais suscetíveis à invasão de bactérias e vírus, como os brônquios e a mucosa gastrintestinal, o sistema imunológico é ativado, dificultando essa invasão e combatendo possíveis infecções e outras doenças.

A água não está presente somente nos vasos sanguíneos, como também desempenha um papel ativo nos vasos linfáticos, auxiliando a preservar a saúde.

No ser humano, se a água não for distribuída adequadamente, não só ficará desnutrido, como também os resíduos e as toxinas se acumularão dentro das células sem serem eliminados.

Em cenário pior, as toxinas acumuladas danificarão os genes das células, possivelmente tornando-as cancerosas. Sempre falo que sono reparador e beber água de qualidade fazem o melhor DETOX (eliminação de toxinas) no nosso corpo.

Muitas pessoas deixam de beber água e substituem por chás, café, bebida carbonatada[2] e cerveja Em vez de hidratar o organismo, acabam desidratando-o. O

---

[2] É composta por água, gás carbônico e algum tipo de xarope que dá cor e gosto a bebida.

seu conteúdo de açúcar, cafeína, álcool e aditivos rouba líquidos das células e do sangue tornando-os mais espesso e assim com mais dificuldade de levar nutrientes para todo corpo.

É importante criarmos o hábito de saciar a sede com água de qualidade, ao invés de refrigerantes, cervejas, chás e café.

É de água que nosso corpo realmente precisa.

BEBER ÁGUA EMAGRECE?

É muito comum nas academias, praças e parques a presença de pessoas caminhando ou correndo com suas garrafas de água na mão.

A maioria dessas pessoas não sabe como a água irá funcionar no processo de emagrecimento, vou te explicar de forma prática e fácil:

A ingestão de água estimula os nervos do sistema nervoso simpático, ativa o metabolismo de energia e aumenta o consumo calórico, resultando em perda de peso.

Essa estimulação no sistema simpático provoca secreção de adrenalina ativando o sistema enzimático que decompõe os triglicerídeos em ácidos graxos e glicerol, facilitando a queima de gordura pelo corpo. Pode parecer confuso, mas o que devemos tirar disso é que beber água pode nos ajudar no processo de emagrecimento.

Portanto, a primeira atitude a ser tomada antes de pensar em emagrecer é aumentar o consumo de água de boa qualidade. De bônus, você terá todos os outros benefícios de beber água.

Vale lembrar que se você está num processo de emagrecimento a dieta e mudança no estilo de vida são fundamentais para o resultado.

CARACTERÍSTICA DA ÁGUA IDEAL

Água Alcalina: Devido ao pH alcalino (superior a 8,0) a água alcalina facilita milhares de funções biológicas, combate a hiperacidez e reduz as toxinas ácidas comumente associadas a doenças degenerativas. Além disso, pH ácido o nosso organismo é obrigado a usar sua reserva de minerais alcalinos e outros mecanismos compensatórios, para manter o corpo com o pH equilibrado em 7,4.

VANTAGENS E BENEFÍCIOS AO BEBER ÁGUA ALCALINA

✓ Neutraliza ácidos

Equilibra os níveis de ácidos do corpo. Ambientes alcalinos ajudam a manter a função celular saudável e a prevenir doenças em geral, como o câncer.

✓ Remove toxinas

Altos níveis alcalinos no corpo ajudam rins e fígado a eliminarem toxinas, resíduos ácidos no sangue e no sistema linfático, prevenindo as doenças renais, hepáticas, entre outras.

✓ Trata a azia

Azia é causada pelo ácido do estômago ao entrar no esôfago e na garganta. A água alcalina neutraliza a acidez estomacal, prevenindo e aliviando a azia e a indigestão.

✓ Alivia a artrite

Lubrifica as articulações, reduzindo a dor e as inflamações, por serem ambientes ácidos.

✓ Evita a desidratação

Hidrata mais eficazmente que as demais. Penetra nas células mais facilmente, diminuindo significativamente as dores de cabeça, enxaquecas, pele seca, cabelo seco, entre outros males.

✓ Retarda o envelhecimento

É a própria "fonte da juventude". Por hidratar melhor o corpo, estimula o nosso sistema imunológico, prevenindo doenças cardíacas, degenerativas e outras.

✓ Reduz a fadiga muscular

Fornece um ambiente melhor para as células, para a absorção de nutrientes e, consequentemente, para a produção de energia, aumentando o nosso metabolismo basal.

✓ Poderoso antioxidante

Colabora ativamente para a eliminação dos radicais livres no nosso corpo. São eles que causam a oxidação de tecidos e que também conduzem às doenças e ao envelhecimento.

> **“Todas as mortes por ‘causas naturais’,
> não são mais que o ponto terminal
> de uma saturação de ácidos no organismo.”**
>
> **Dr. George W. Crile, renomado cirurgião americano (Cleveland)**

Não devemos esperar sentir a sede para tomar água, **a desidratação avisa tarde e de maneira fulminante,** porque o seguinte passo a estes leves sintomas podem ser realmente perigosos:

⟹ **Confusão mental**

⟹ **Tontura**

⟹ **Taquicardia**

⟹ **Olhos fundos**

⟹ **Apatia**

⟹ **Falta de fluxo sanguíneo no corpo afetando o rendimento físico e o cerebral**

Os processos mentais que intervêm no pensamento sofrem alterações como consequência da desidratação. O aprendizado, a memória e a concentração podem diminuir por falta de líquidos, fundamentalmente quando o corpo sofre perdas de mais de 2%.

A hidratação permanente do corpo é mais importante do que acreditamos. Vai mais além de levar uma garrafa de água na mochila:

- ✓ **Evita cãibras;**
- ✓ **Hidrata os tendões;**
- ✓ **Evita tonturas;**
- ✓ **Ativa o cérebro;**
- ✓ **Previne o câncer.**

É preciso se hidratar corretamente e durante todo o dia, fazendo ou não esforço físico.

Aqui em casa oriento a minha família a consumir: 1 a 3 copos de água pela manhã ao acordar; 2 a 3 copos uma hora antes do almoço e 2 a 3 copos uma hora antes do jantar.

Dessa forma, ativamos todo nosso sistema enzimático, melhoramos a absorção de nutrientes e facilitamos a eliminação de toxinas. Obviamente devemos continuar consumindo água no decorrer do dia.

Para quem tem dificuldade ou algumas pessoas me relatam que não possuem tempo para beber água, acho um absurdo, sugiro sempre que for beber um copo de água aproveita e já beba 2 copos assim no fim do dia a conta fica mais fácil de fechar.

AÇÕES PARA UMA SAÚDE PLENA

Inicie o hábito de beber água dessa forma:

– 1 a 3 copos de água pela manhã ao acordar

– 2 a 3 copos uma hora antes do almoço

– 2 a 3 copos uma hora antes do jantar

Durante o dia caso haja necessidade de se hidratar fique à vontade.

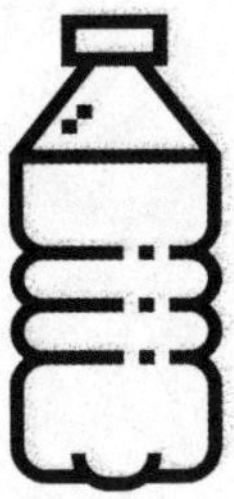

Compartilhe seus resultados nas redes socias com a *hashtag* **#vivacomsaudeplena**

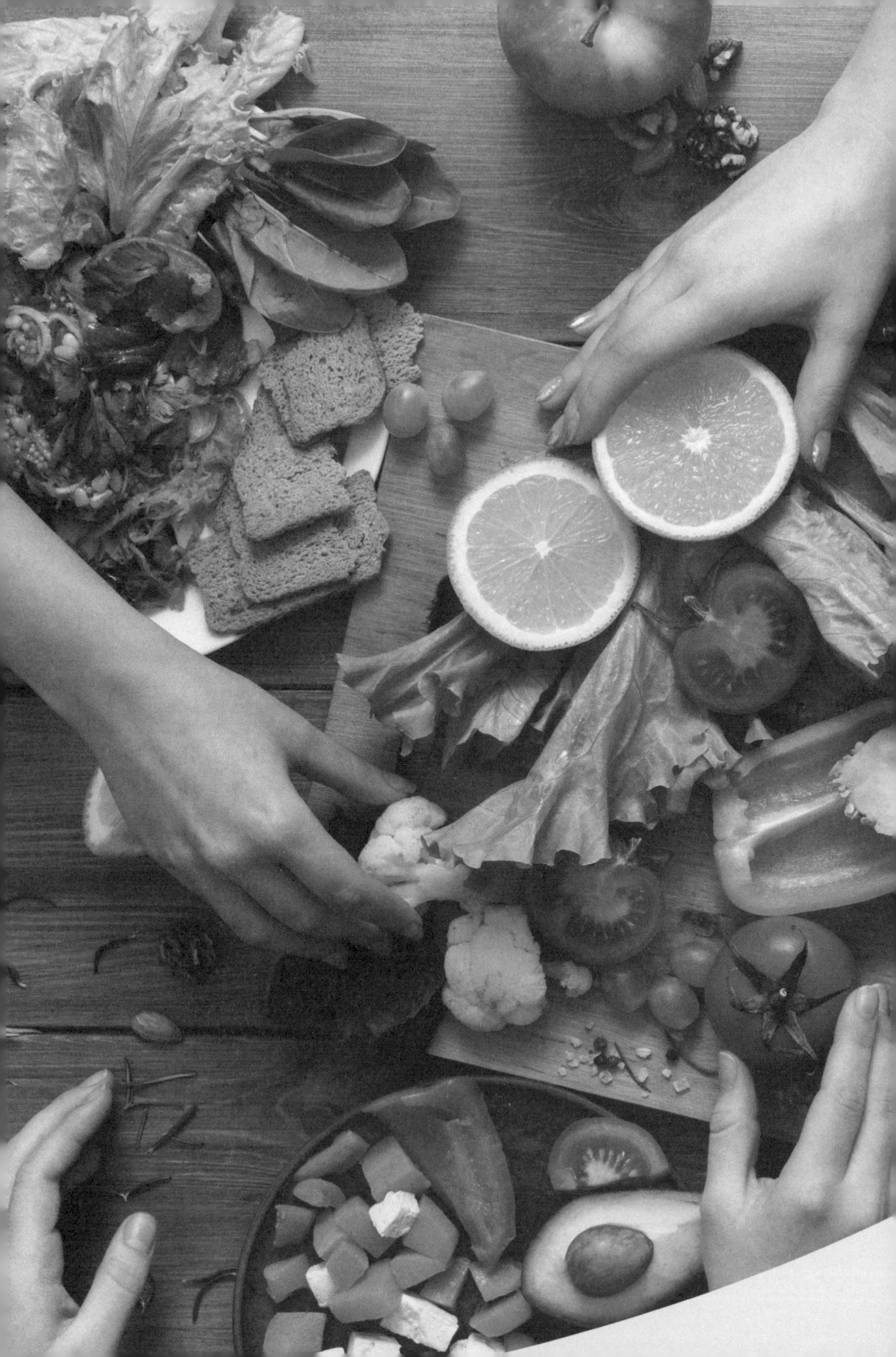

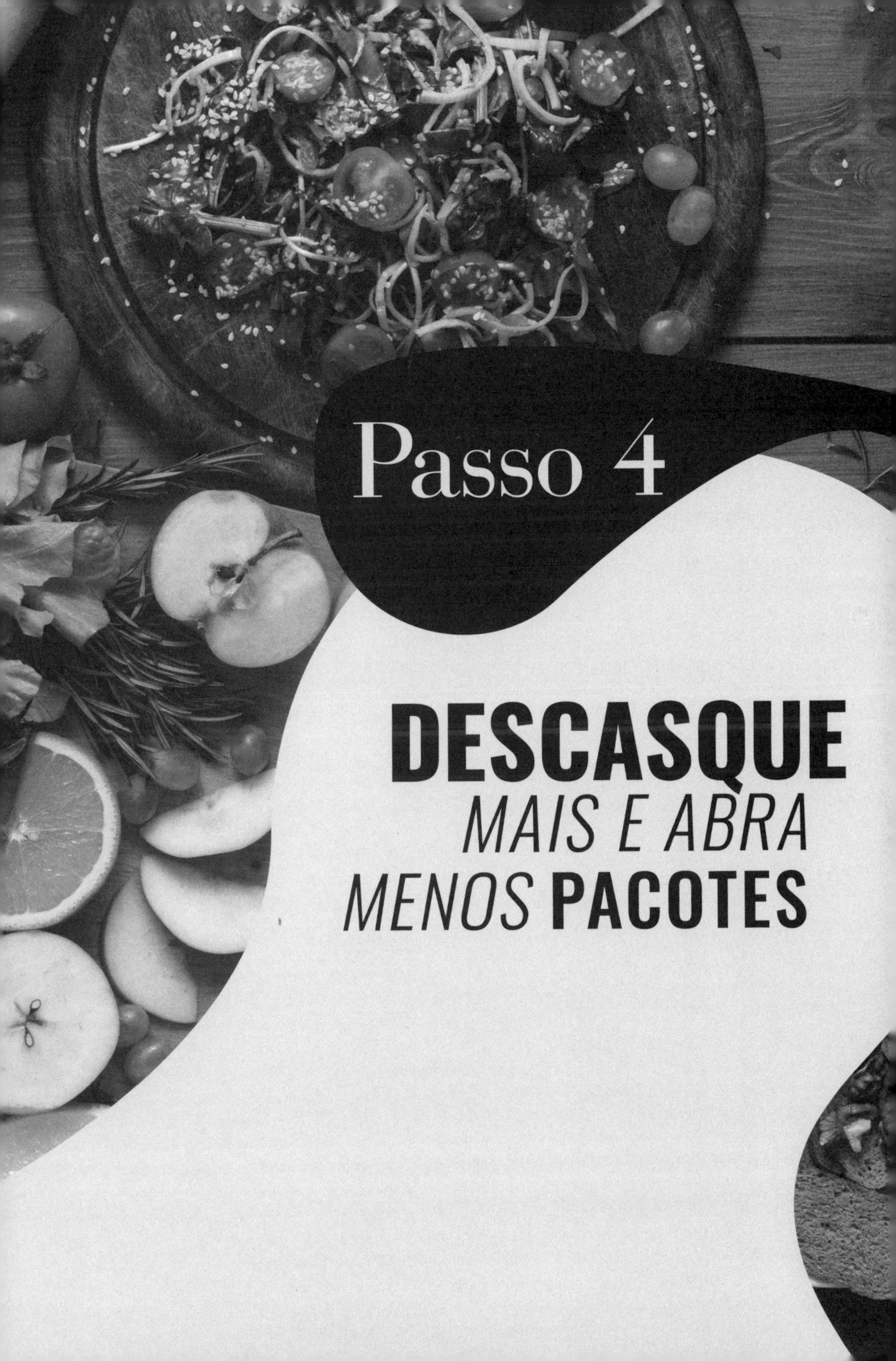

Passo 4

DESCASQUE *MAIS E ABRA MENOS* PACOTES

Questões para refletir:

1. Quando você vai ao supermercado, que produtos compõem o seu carrinho?

2. Você tem o hábito de consumir mais produtos industrializados ou frutas e vegetais?

3. Você sabe a diferença entre alimento e produto alimentício?

"Que a comida seja teu alimento, e o alimento tua medicina".
(Hipócrates – Pai da Medicina)

Quando Hipócrates fez essa citação não estava se referindo a produtos alimentícios, e sim alimentos. E existe uma enorme diferença entre eles. Você sabe qual é?

"Alimentos" ou **"alimentos *in natura*"**, como também são conhecidos, são aqueles tal como os encontramos na natureza: sem conservantes, sem aditivos ou sem nenhum produto que os modifiquem ou interfiram na sua validade. Como exemplo: carnes, frangos, peixes, legumes, frutas ou verduras. Tudo fresco!

Já os **"produtos alimentícios"** ou **"alimentos processados"**, como o próprio nome já diz, passaram por alguma interferência que modificou sua forma original. Geralmente, o objetivo é fazê-los durar mais tempo.

Você pode fazer uma experiência na sua própria casa: faça um bolo de cenoura e compre também um bolo de cenoura no supermercado, verifique qual deles irá estragar mais rápido.

O uso de conservantes e estabilizantes nos produtos industrializados é grande e nos causa muitos malefícios como: *alergias, gastrites, hiperatividade, alteração na memória, alteração na microbiota intestinal.*

Como diz o ditado popular: **Você é aquilo que come!** Doença, vida e saúde são resultados do que você come diariamente. A alimentação é uma condição essencial para a sustentação da vida. Para que seja feita de maneira correta é preciso ingerir os alimentos na quantidade e variedade adequadas. Caso contrário, o organismo não desenvolve corretamente suas funções e acaba por não conseguir prevenir as doenças causadas pela má alimentação.

A industrialização dos alimentos trouxe benefícios para uma sociedade que não para de crescer e que exige, a cada dia, mais produtos de alta durabilidade para serem distribuídos e expostos nas prateleiras. Isso resulta, como efeito cascata, em uma série de problemas. Um exemplo é a margarina, que é totalmente artificial, obtida do óleo hidrogenado, processado em máquinas e girado até que passe do estado líquido para sólido.

Lembre-se que, para deixar um produto alimentício com validade de 1,2 e até 5 anos, a quantidade e variedade de conservantes e estabilizantes a serem adicionados são muitas vezes tóxicas ao organismo humano. Se você deixar um alimento (vegetais, carnes) exposto nas prateleiras por mais de 2 semanas, ele se deteriora.

Você já pensou nisso?

Se você lembrar da sua última compra no supermercado, seu carrinho estava cheio de alimentos ou de produtos alimentícios? Que tipo de alimento você leva para sua casa? Como você está estimulando os seus hábitos alimentares e dos seus filhos?

Como tenho 3 filhas crianças sei bem o quanto é fácil e prático estimular o consumo de alimentos industrializados, é muito mais fácil abrir um pacote do que ter que descascar uma fruta.

É bem mais prático colocar uma pizza pronta no forno do que preparar uma janta saudável, mas temos que ter consciência dos problemas a médio e longo prazo. Esses maus hábitos alimentares podem interferir no crescimento e desenvolvimento de nossos filhos e de nossa família.

O corpo humano tem uma capacidade espantosa de autocura. O nosso organismo é o único sistema de cura que pode restaurar seu equilíbrio em caso de doença. O medicamento pode servir de apoio em uma emergência, a cirurgia é necessária em muitas circunstâncias, mas somente o corpo tem a capacidade de curar.

Mas é importante que você saiba que o combustível para a autocura está nos seus hábitos alimentares e no seu estilo de vida. **Isso é muito forte e você precisa dar a merecida atenção na hora de escolher o que estará na sua mesa e alimentará a sua família.**

Talvez você esteja agora se questionando: "Como fazer para não consumir ou mesmo diminuir os alimentos industrializados?" O primeiro passo é ter a consciência e estar disposto a fazer essa mudança. Caso tenha mais dúvidas procure um profissional da área, um nutricionista poderá auxiliar.

A IMPORTÂNCIA DAS ENZIMAS

Para todas as reações químicas que ocorrem no organismo é necessária a presença de enzimas – catalisadores produzidos no interior da célula. Elas participam de todas as ações necessárias para conservação da vida, como síntese e decomposição, transporte, excreção, desintoxicação e suprimento de energia. Onde existe vida, há enzimas. Não conseguimos viver sem elas.

As células do nosso corpo produzem mais de 5 mil espécies de enzimas vitais, mas esses catalizadores também podem ser produzidos a partir das enzimas contidas nos alimentos que consumimos diariamente. Mas, atenção, estou falando de alimentos e não produtos alimentícios.

O consumo de *junk foods* inibe as enzimas. *Junk foods* são comidas industrializadas que contém altos níveis de gordura saturada, sal ou açúcar, além de numerosos aditivos alimentares, tais como glutamato monossódico e tartrazina. Ao mesmo tempo, são carentes de proteínas, vitaminas e fibras dietéticas.

Já a ingestão de frutas, saladas e cereais estimula as enzimas.

Produtos alimentícios causam processo inflamatório crônico no organismo levando a diversas doenças:

- ✓ **Obesidade**
- ✓ **Diabetes**
- ✓ **Dificuldade de concentração**
- ✓ **Hipertensão**
- ✓ **Alzheimer**
- ✓ **Cardiopatias**
- ✓ **Tumores**
- ✓ **Doenças Autoimunes**
- ✓ **Doenças do sono**
- ✓ **Síndrome do intestino irritável**

Quando um processo inflamatório sai do controle, são produzidas diversas substâncias químicas, que são diretamente tóxicas para nossas células. Isso leva a uma redução das funções celulares, seguida da destruição das células. Processos inflamatórios descontrolados se generalizam nas sociedades ocidentais, e importantes estudos científicos mostram que eles são uma causa fundamental de morbidade e mortalidade, associadas a doenças crônicas citadas anteriormente.

AÇÕES PARA UMA SAÚDE PLENA

Que tal um desafio para você e sua família?

Durante 30 dias, você pode fazer substituições na alimentação, trocando produtos industrializados por alimentos de verdade. Caso seja difícil, comece devagar em apenas uma refeição diária até conseguir em todas as refeições.

Aceita o desafio?

Compartilhe seus resultados nas redes socias com a *hashtag* **#vivacomsaudeplena**

Passo 5

TRANSFORME **SEDENTARISMO** *EM MOMENTOS DE* **PRAZER**

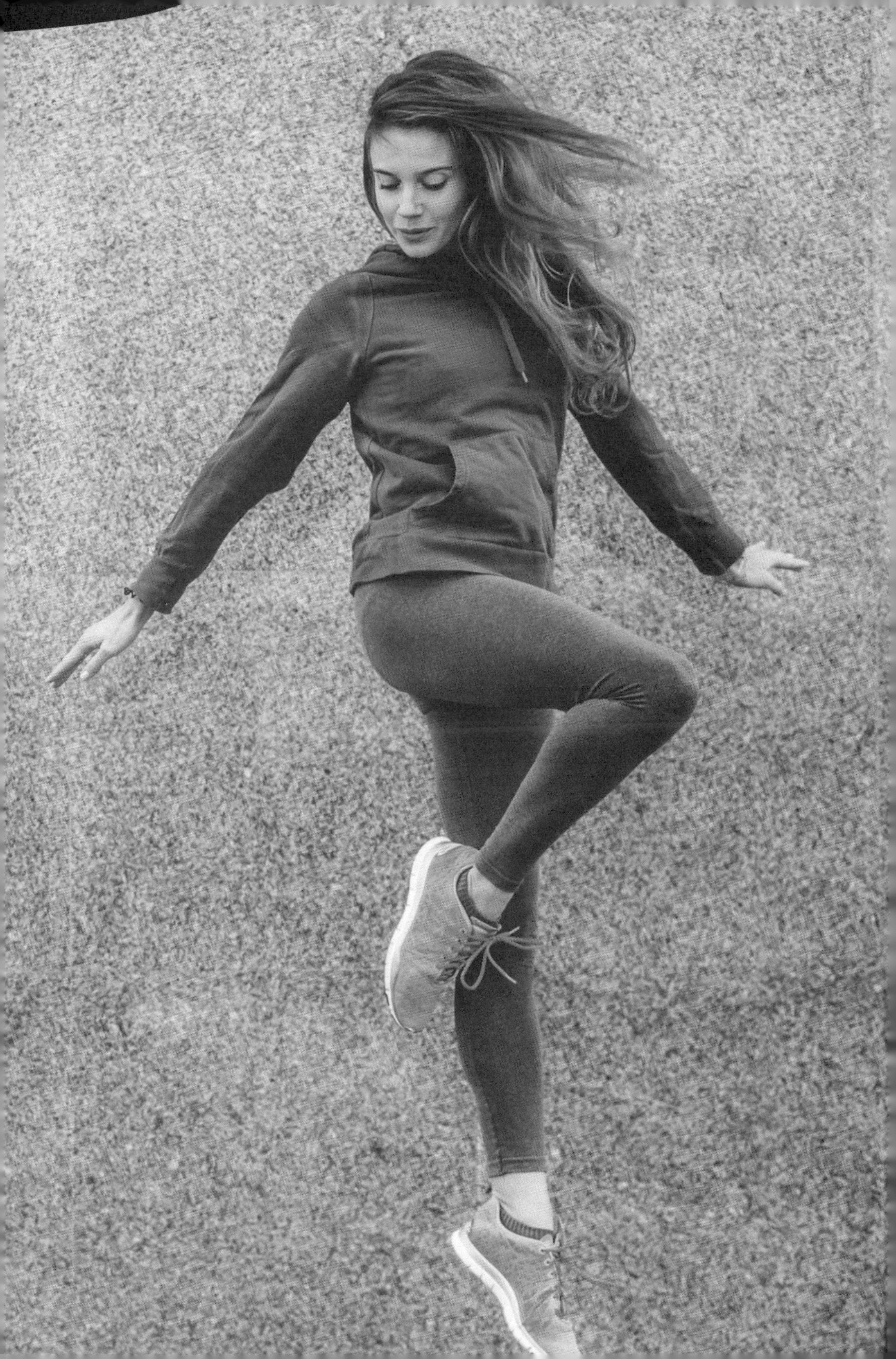

Questões para refletir:

1. Como é seu dia?
2. Quais atividades você pratica?
3. Você se preocupa com sua saúde de forma verdadeira?
4. Tem consciência dos malefícios que o sedentarismo pode causar na sua vida?

O que é sedentarismo? Trata-se da falta de atividades físicas ou quando a pessoa gasta poucas calorias, seja em atividades físicas ou esportes. Você deve estar se perguntando: "Não pratico esportes, sou sedentário?" Não necessariamente.

A pessoa considerada sedentária é aquela que gasta poucas calorias em atividades do dia a dia, ou seja, não são consideradas somente as atividades esportivas e exercícios físicos.

A pessoa torna-se sedentária quando começa criando autodesculpas para não realizar atividades, sempre prefere achar algo para colocar no lugar como estresse, trabalho, cansaço, brincar com filhos, e ainda a presença de quilos extras.

Mesmo não se tratando de uma tarefa muito fácil, o principal objetivo de acabar com o sedentarismo está em conseguir energia para que realize suas atividades.

Praticar exercícios físicos está na moda, existem muitas pessoas que se tornaram "atleta de academia", realizando exercícios de alto impacto muitas vezes sem orientação específica, estão apenas superando limites ou se comparando com algum ídolo ou algum amigo.

Essa atitude pode lhe custar muito caro pois uma lesão nos joelhos, tornozelos ou outro membro pode lhe impedir muitas vezes até de praticar caminhadas. Sempre oriento que as atividades físicas devem estar ligadas ao prazer e orientadas para sim levar a saúde plena e não a lesões e frustrações.

O ser humano foi criado para estar em movimento, o homem foi inserido num mundo onde para qualquer coisa a fazer necessita se "mexer", o homem precisava ir em busca de tudo que precisava.

Hoje com tanta tecnologia cada vez mais deixamos de nos exercitar (mesmo dentro de nossa casa ou trabalho). Desde a infância percebe-se que a preferência por programas como TV, tablets, vídeo game e as brincadeiras ao ar livre que levam as crianças a correr, pular e se exercitar está cada vez mais fora de moda, tornando essas pessoas no futuro em sedentários.

Minhas filhas de nove anos cresceram sem eu incentivá-las a assistir à TV ou brincar com tablets ou celular, sinto que sentem muito mais prazer em brincadeiras com amigos ou família ao ar livre.

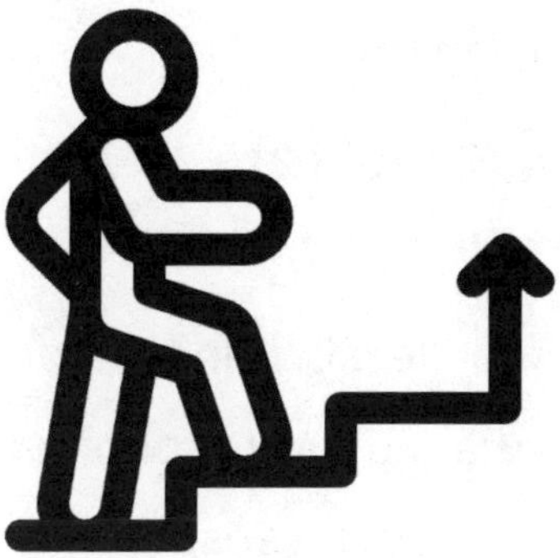

Pequenas mudanças em sua rotina que quebrem a inércia podem ser suficientes para promover o mínimo de exercício físico necessário.

Quer ver só?

✓ Levante do sofá para mudar o canal da TV;

✓ Levante para atender o telefone;

✓ Use mais as escadas;

✓ Vá caminhando até a padaria;

✓ Quando possível, vá ao trabalho ou a alguma atividade a pé.

✓ Se tiver filhos, combine atividade e brincadeiras ao ar livre (esconde-esconde, pega-pega, etc.).

✓ Coloque os pés na areia, terra ou grama. Isso ajuda e muito na saúde, pois fazemos uma troca energética.

✓ Caso trabalhe sentado, levante-se para caminhar em intervalos regulares.

Exercícios são ótimos para espantar o baixo-astral.

Estudos indicam que a prática de 30 minutos de atividade física moderada por dia aumenta o nível de dopamina no cérebro, aumentando a sensação de bem-estar.

Aliás, não são poucas as pesquisas que mostram que pessoas ativas são mais felizes, produzem mais e vivem melhor consigo mesmo. Mas talvez, a melhor maneira de se motivar é simplesmente ir!

Se ficar esperando o dia certo, a roupa ideal, a atividade adequada, talvez esse "momento perfeito" nunca chegue. É preciso ter atitude e ação.

Dê o primeiro passo, comece já.

Aliar exercício físico moderado ao hábito de alimentação saudável é o ponto chave para prevenir doenças crônicas como Alzheimer, diabetes, hipertensão, obesidade e doenças atreladas ao envelhecimento. Não estou falando em nos tornarmos atletas, mas sim sairmos do sedentarismo.

O exercício físico ativa a circulação sanguínea e o fluxo linfático, ativa metabolismo, facilita a distribuição de vitaminas e sais minerais e cria um ambiente favorável para a movimentação do corpo melhora circulação trabalho das enzimas. Como resultado, todas as funções orgânicas melhoram.

O principal objetivo é aumentar a performance de oxigenação sistêmica, que gera excelentes resultados à nossa saúde. O oxigênio é um componente essencial do nosso corpo, não só para a respiração, mas também está envolvido em numerosas reações metabólicas, tais como a produção de energia através da oxidação de nutrientes.

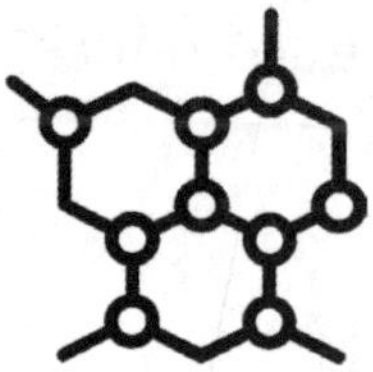

Por outro lado, quando as células do nosso corpo estão privadas de oxigênio, morrem.

Especialistas descobriram uma ligação entre o câncer e a falta de oxigênio. Já foi provado cientificamente que as células cancerosas são anaeróbias, ou seja, não precisam de oxigênio para se reproduzir. Também foi verificado que o pH alcalino favorece a oxigenação do corpo.

A oxigenação adequada ajuda a eliminar resíduos tóxicos através da oxidação. Nesse processo, o bom funcionamento das células vermelhas do sangue que transportam hemoglobina a todas as células no organismo é essencial.

Três experimentos clássicos demonstram que uma célula precisa de oxigênio. E essas pesquisas científicas nos motivam a sair do sedentarismo:

1. Respiração celular: Dr. Otto Warburg

Vencedor do Prêmio Nobel de 1931 por seus estudos em respiração celular, o Dr. Warburg acreditava que há uma correlação direta entre a saúde da pessoa e o nível de oxigênio em sua corrente sanguínea. Para testar sua teoria, ele colocou células de ratos em redomas com níveis de oxigênio normal e 60% abaixo do normal. Nas redomas com níveis mais baixos de oxigênio, algumas células enfraqueceram ou morreram, enquanto outras se tornam mutantes.

2. Falta de oxigênio nas células: Dr. Harry Goldblatt

Os seus estudos no Instituto Rockefeller apoiavam a hipótese de que a falta de oxigênio destrói as células. Ele duplicou o experimento do Dr. Warburg, e reinseriu as células nos ratos. Os ratos com células oxigenadas sobreviveram. Já os que receberam células suboxigenadas desenvolveram câncer.

3. Elas podem viver para sempre: Dr. Alexis Carrel

Duas vezes vencedor do Prêmio Nobel por seu trabalho no Instituto Rockefeller, Dr. Carrel conseguiu resultados impressionantes com células de galinha. Ele as mantinha vivas indefinidamente em placas de petri, provando sua teoria de que "as células vão viver para sempre" se lhes forem fornecidas as necessidades básicas e não forem envenenadas pelo seu próprio ambiente.

FAÇA ATIVIDADE FÍSICA DIARIAMENTE

Você sabia que praticar exercício aeróbico (natação, caminhada, corrida, ciclismo, etc.) ajuda a aumentar os níveis de oxigênio do nosso organismo?

Manter altos níveis de oxigenação não só previne doenças, mas também ajuda a aumentar a vitalidade e a melhorar a função cerebral, além de reduzir o estresse.

Os treinos físicos também aumentam a eliminação de resíduos através do sistema linfático.

Simples caminhadas diárias com controle da respiração funcionam como excelente remédio para o corpo e mente. Muitas vezes, numa caminhada ou corrida, encontramos a solução de diversos problemas que precisamos resolver.

6 BONS MOTIVOS PARA VOCÊ COMEÇAR A SE EXERCITAR HOJE MESMO:

1. Ativação do sono reparador;
2. Aumento da oxigenação de todo corpo;
3. Estabilização o peso corpóreo;
4. Melhora do humor;
5. Maior disposição na vida sexual, trabalho, além de diminuição da preguiça;
6. Prevenção e auxílio no tratamento de várias patologias.

Para descobrir qual o melhor exercício para você, o ideal é procurar um especialista para avaliar o seu estado de saúde. Depois, pergunte a ele qual é a atividade mais indicada para o seu perfil.

O mais importante é você descobrir qual atividade lhe proporciona PRAZER e vontade de continuar.

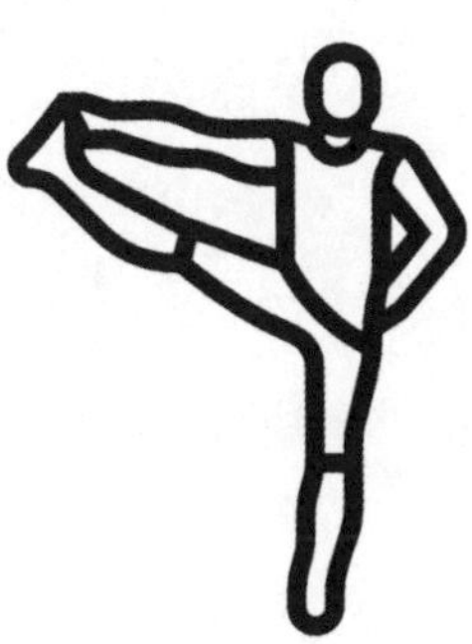

Vários especialistas sugerem iniciar com caminhadas de 20 a 30 minutos, de 2 a 3 vezes por semana, para o corpo se adaptar e assim ir adicionando maior tempo e novos tipos de exercícios.

Descubra qual é o seu exercício, deixe a vida sedentária de lado e aproveite todos os benefícios que essa prática trará à sua vida.

AÇÕES PARA UMA SAÚDE PLENA

1. Caso você esteja 100% sedentário, sugiro sair da zona de conforto já. Decida hoje por algum tipo de atividade que seja prazerosa para você.

2. Siga por no mínimo 30 dias e avalie os resultados. De preferência compartilhe ou convide alguém que você goste para fazer junto, pois quando há uma cumplicidade a chance de falhas são menores.

3. Você pode iniciar indo a pé para o trabalho, subindo as escadas do seu prédio, caminhando na quadra por 30 minutos dia, você quem decide.

Apenas comece!

Passo 6

O PODER DOS **PENSAMENTOS:** *DESCOBRINDO SEU MAIOR* **ALIADO**

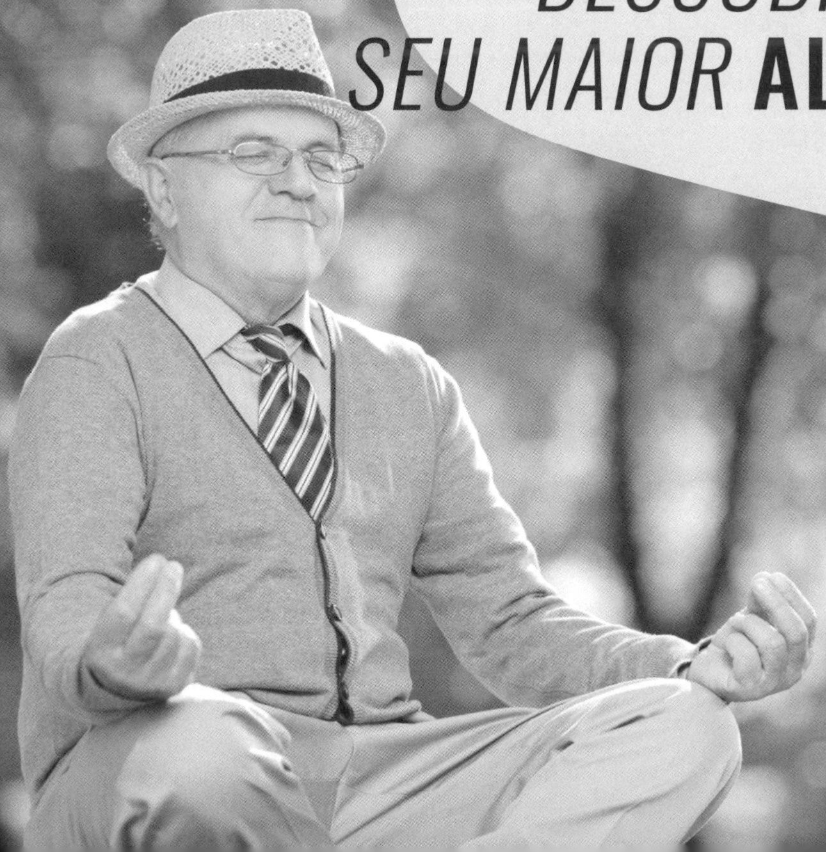

Questões para refletir:

1. Como é o seu padrão de pensamento?

2. Você é do tipo de pessoa que prefere pensar de forma inteligente, fazendo sua mente trabalhar para você, de forma criativa e enriquecedora ou alimenta pensamentos destrutivos e empobrecedores?

Vou iniciar o capítulo com um mantra que uso desde a adolescência e funciona muito bem: **"Observo meus pensamentos e só alimento aqueles que me fortalecem".**

Ao pensar coisas boas e positivas, estamos vibrando na frequência de coisas também boas e positivas e consequentemente estamos atraindo coisas boas e positivas a nossa VIDA. E o oposto também acontece. A partir disso, é possível entender como é importante controlarmos os nossos pensamentos e zelarmos pela saúde da nossa mente.

Uso uma técnica desde adolescente, sempre que percebo que pensamentos ruins querem chegar ou já estão em minha mente fecho os olhos e como se estivesse com um mouse nas mãos eu minimizo estes pensamentos e abro outra tela com pensamentos bons.

Sei que você pode estar achando que isso pode ser uma besteira, mas acredite em mim: faça o teste! Você não tem nada a perder.

Tenho certeza que terá bons resultados, mas faça com fé e acreditando que dará certo, afinal você está no controle de sua mente e de seus pensamentos.

Como ministro palestras em todo Brasil falando sobre Vida Plena e Saúde Plena já ouvi muita gente dizer que somos o que comemos, principalmente profissionais da saúde falam muito isso, e eu acredito que vai mais longe, somos o que pensamos e também quem pensamos que somos. Por isso a importância de "plantar" ótimos pensamentos nas crianças.

Acho um absurdo quando vejo pais rotulando seus filhos: você é devagar, você não é inteligente ou outras frases que com o tempo podem ir sedimentando na memória destas crianças e tornando adultos com auto estima abalada e com pensamentos negativos.

Veja e realize: o poder das visualizações

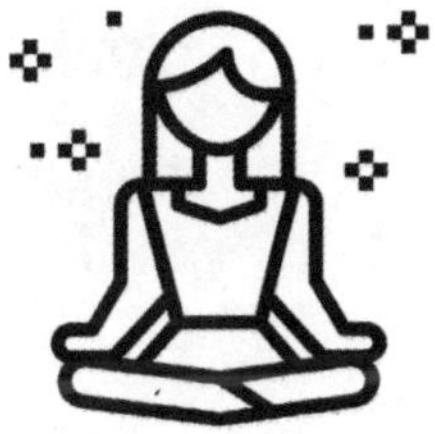

Acredito muito no poder da mente e essa técnica de visualização é fantástica para treinarmos nossos pensamentos.

Sempre antes de eu fazer algo inicio com a técnica da visualização, foco meu pensamento no que eu quero, sinto que já estou fazendo com toda intensidade, percebo ao meu redor, quem está comigo, como está minha reação. Dessa forma quando acontecer de verdade meu cérebro vai entender que já viveu essa situação e será muito mais fácil de realizar.

Apliquei essa técnica quando minhas filhas Isadora e Letícia começaram o aprender a andar de bicicleta sem rodinhas.

Falava para elas antes de começarem: imaginem vocês pedalando, sentindo o vento no rosto, a velocidade nos pés, sintam muita felicidade por estar conseguindo pedalar, vejam a mamãe feliz pela conquista de vocês. O resultado foi fantástico, elas aprenderam muito rápido!

Podemos praticar muito a técnica da visualização para tudo que precisarmos na vida. Você não tem nada a perder, e a chance de ser positivo é maior. Basta acreditar!

Desde que criança, aprendi a pensar que é mais fácil acreditar que as coisas podem dar certo do que o contrário e que quando queremos muito alcançar algo em nossa vida (desde que não prejudique ninguém) o Universo, Deus ou Força Criadora conspira para que você alcance seus objetivos.

Hoje existem vários estudos e literaturas que nos mostram que o que eu acreditava, e agora acredito mais ainda, tem fundamento:

LEI DA CAUSA E EFEITO (Brian Tracy)

Essa lei está baseada na qualidade dos nossos pensamentos e o que pensamos. Se você vai fazer alguma coisa e já pensa que pode dar errado, consequentemente existe uma forte tendência para que dê. O pensamento impede as pessoas de fazer o que elas sabem que tem que fazer.

Tente pensar no que você quer, focando no futuro, busque as soluções para onde quer chegar e principalmente pense positivamente.

Tudo acontece por algum motivo. Para cada causa há um efeito, e, quer você saiba ou não, cada efeito foi gerado por uma ou várias causas. Não existem acidentes. Você pode conseguir tudo o que deseja na vida se decidir o que quer e fizer o que outros já fizeram para alcançar o mesmo resultado.

"Para melhorar a qualidade de vida, melhore a qualidade de seus pensamentos."
(Brian Tracy)

PENSAMENTOS AUTOMÁTICOS (Terapia Cognitiva - Judith S. Beck)

A maior parte do tempo, mal estamos cientes destes pensamentos, automáticos, mas, com apenas um pouquinho de treinamento, podemos facilmente trazer esses pensamentos à consciência. Quer um exemplo? Ao atravessar a rua, com certeza, você olha para os dois lados, mesmo que esteja em rua de mão única.

Isso acontece porque, sem que você perceba, passa automaticamente a ideia que se deve olhar sempre para os dois lados antes de atravessar a rua.

Muitos dos nossos pensamentos automáticos não causam problema algum, muito pelo contrário, precisamos de rapidez de raciocínio, e são os pensamentos automáticos que possibilitam isso.

O problema aparece quando esses pensamentos automáticos não correspondem à realidade. Por exemplo, quando em depressão as pessoas costumam ter uma série de pensamentos automáticos negativos e falsos, como por exemplo: "Não adianta sair da cama, nada de bom pode acontecer na minha vida".

PENSAMENTOS AUTOMÁTICOS DISFUNCIONAIS

Pessoas com transtorno psicológico com frequência interpretam erroneamente situações neutras e até positivas e, deste modo, seus pensamentos automáticos são tendenciosos. Ao corrigir os erros de pensamento muitas vezes o paciente sente-se melhor.

Normalmente o que alimenta os pensamentos automáticos são as crenças subjacentes. Ou seja, informações coletadas conforme experiências de vida de cada um, verdadeiras ou não.

TIPOS DE PENSAMENTO AUTOMÁTICO

✓ **Distorcido:** Ocorre apesar das evidências em contrário. Ex: "Ela não gosta de mim" (dito isso quando a outra pessoa foi cordial).

✓ **Preciso, mas com conclusão distorcida.** Ex: "Eu não cumpri o que prometi ao meu filho, portanto sou uma mãe terrível".

✓ **Preciso, mas disfuncional.** Ex: "Tenho muita coisa para fazer, levarei o dia todo, ficarei exausta". Mesmo sendo um pensamento correto reduz a concentração e a motivação.

Os seus pensamentos automáticos podem determinar seus comportamentos e sentimentos. Se o objetivo de modificar comportamentos, pode-se trabalhar a mudança ou elaboração dos pensamentos automáticos.

A forma pela qual pensamos reflete nossa realidade, até na questão da saúde, pois pensamentos geram emoções e as emoções geram uma reação que pode ser transformada em patologias.

Ao aprendermos a ressignificar e mudar os pensamentos ruins e destrutivos mudamos as emoções sentidas e proporcionamos mais energia positiva.

CRENÇAS LIMITANTES

Nossas crenças governam e determinam nossas ações, e muitas pessoas acreditam que são os fatores externos que controlam suas vidas. Na verdade, toda mudança pessoal tem início na crença e não no comportamento como alguns acreditam.

Afinal, o que é uma crença limitante ou crença limitadora? É aquele tipo de crença, ideia ou pensamento, que nos impede de executar ações que possivelmente gerariam resultados positivos em nossa vida.

Embora a expressão possa lembrar uma conotação religiosa, não quer dizer nada neste sentido. Uma crença é algo que acreditamos que seja verdade, com todas as forças do nosso ser.

A maioria das nossas crenças foram formadas a partir das nossas experiências, quando ainda estávamos criando um sistema que nos dizia o que todas as nossas experiências significavam, isto é, quando estávamos formando as nossas referências pessoais.

As nossas crenças determinam aquilo que focamos em nossa vida, e, caso elas não estejam nos levando aos nossos objetivos, podemos mudar isso a qualquer tempo. Exstem técnicas de *coaching* e de psicologia para nos auxiliar a romper e ressignificar essas crenças limitantes.

COMO CRIAMOS A NOSSA REALIDADE

Muitos dos mais respeitados professores da área de potencial humano usam esta fórmula como base de seus ensinamentos. Desde que aprendi, eu aplico e também a ensino. Chama-se **Processo da Manifestação**:

Pensamentos ⇒ Sentimentos ⇒ Ações ⇒ Resultados

Pensamentos conduzem a sentimentos.

Sentimentos conduzem a ações.

Ações conduzem a resultados.

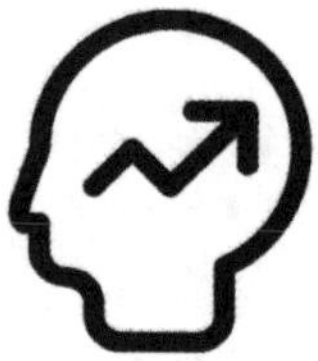

Na prática: nada existe no mundo sem ter sido um pensamento antes, todos nossos pensamentos influenciam nossos sentimentos (bons ou ruins), que geram alguma ação.

Por isso a importância de ter bons pensamentos e não alimentar pensamentos ruins e principalmente conviver com pessoas que vivem reclamando.

Pare e pense: como é a vida de uma pessoa que age assim? Aposto com você que não é uma vida plena. Portanto cuide muito dos seus pensamentos.

AÇÕES PARA UMA SAÚDE PLENA

Para fecharmos este capítulo, quero deixar um desafio muito fácil, porém não muito simples:

1. Fique 7 dias sem reclamar de nada, tanto em voz alta quanto em pensamentos.

2. Durante 30 dias substitua pensamentos destrutivos por pensamentos construtivos.

3. Faça uma lista com todos os seus pensamentos destrutivos. Ao lado de cada um deles, escreva um pensamento construtivo para substituir.

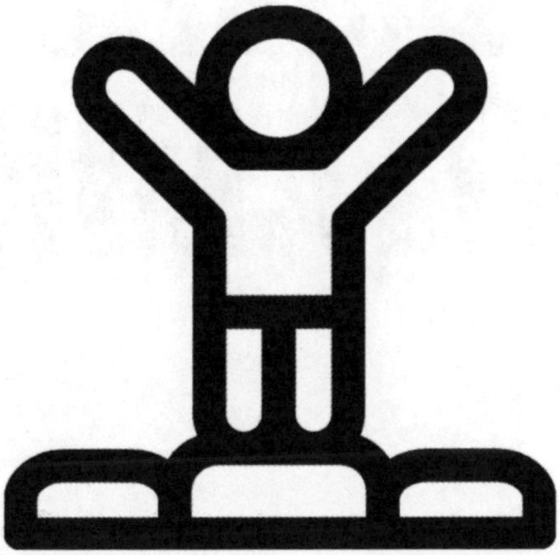

Passo 7

FORTALEÇA SUA **SAÚDE** *COM* **VITAMINA D**

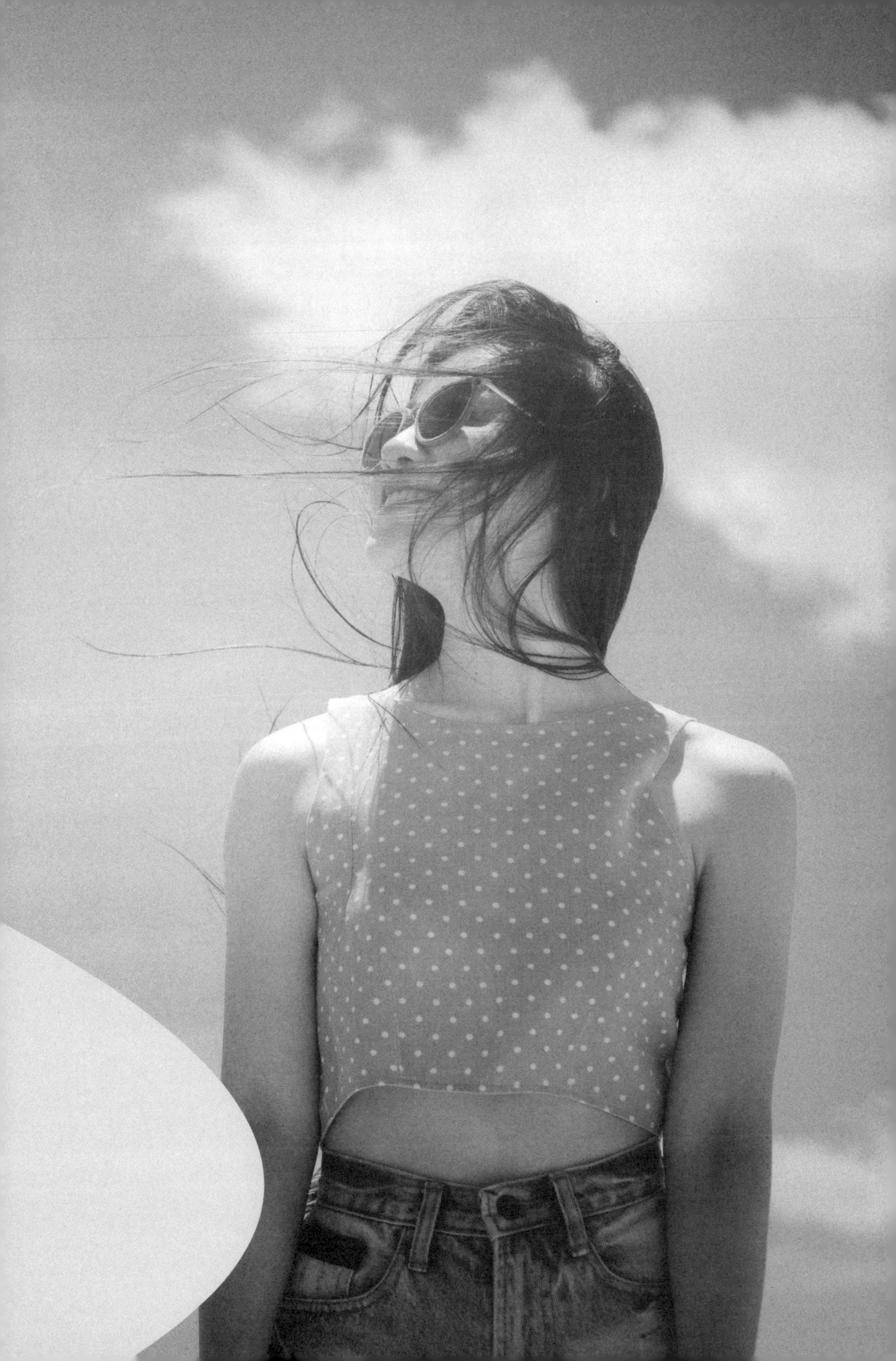

Questões para refletir:

1. Você sabe qual sua taxa de Vitamina D no sangue?

2. Costuma solicitar ao seu médico esse tipo de exame?

3. Sabia que níveis elevados de Vitamina D no sangue pode prevenir mais de 2000 doenças no organismo?

Nos últimos 10 anos os estudos sobre a vitamina e a saúde em geral foi muito acelerado. Há muitas descobertas positivas em relação ao ótimo nível da forma ativa da vitamina D no organismo e no estabelecimento da saúde.

Sempre se relacionava a vitamina D apenas com o fortalecimento dos ossos, o raquitismo e a manutenção nos níveis de cálcio no organismo. Sabe-se hoje que os benefícios dessa vitamina vão muito além. Por isso, ouso chamá-la de *Vitamina Milagrosa*, devido a seus inúmeros benefícios para saúde de todo corpo.

Não é em vão que ela é considerada um hormônio que desempenha um amplo papel na saúde em geral, dando destaque para parte inflamatória, muscular, imunológica, neurológica. Atualmente muitos médicos e nutricionistas estão se beneficiando dos poderes das vitamina D para tratar e, muitas vezes, até curar seus pacientes de patologias como: obesidades, alergias, artrites, diabetes, fibromialgia e muitos tipos de cânceres.

Só para dar uma ideia da ampla importância da vitamina D, sabe-se que o genoma humano apresenta em torno de 23 mil genes funcionais. A vitamina D3 está envolvida diretamente com mais de 2 mil desses genes.

Além disso, TODAS as células do corpo humano possuem receptores para vitamina D3, por isso o consumo dessa vitamina e/ou banhos de sol que consigam elevar o índice de Vitamina D3 ativa no nosso organismo previne mais de 2000 doenças.

Em seu livro *The Vitamin D Solution*, o endocrinologista americano Michael Holick – maior autoridade mundial sobre a vitamina D para o corpo humano, escreve que a deficiência dessa vitamina pode causar:

– Aumenta a pré-disposição a desenvolver câncer de mama, próstata, intestino e ovários;

– Maior risco de obesidade;

– Contribui para perda de força muscular;

– Aumenta em 60% o risco de doenças cardiovasculares.

Hólick ainda resume em seu livro os seguintes benefícios da suplementação de Vitamina D:

✓ **Saúde dos ossos:** previne oa steopenia, a osteoporose, o raquitismo e as fraturas.

✓ **Saúde das células:** previne determinados tipos de câncer, tais como o de próstata, o pancreático, o mamaria, o ovariano e o de cólon. Também evita as doenças infecciosas, as infecções das vias respiratórias superiores, a asma e as perturbações respiratórias.

✓ **Saúde dos órgãos:** previne as doenças cardíacas e o acidente vascular cerebral; o diabetes tipo 2, a periodontite e a perda dos dentes, além de outras doenças inflamatórias.

✓ **Saúde dos músculos:** auxilia na força muscular.

✓ **Saúde do sistema imune:** previne a esclerose múltipla, o diabetes mellitus do tipo 1, a doença de Crohn e a artrite reumatoide.

✓ **Saúde do cérebro:** previne a depressão, a esquizofrenia, a doença de Alzheimer e a demência.

✓ **Saúde relacionada com humor:** previne a desordem afetiva sazonal, a síndrome de tensão pré-menstrual e as desordens do sono, elevando a sensação de bem-estar.

Como saber seu nível de Vitamina D?

Existe um exame de sangue que consegue dosar a concentração de Vitamina D3 ativa. Você pode solicitá-lo ao seu médico ou nutricionista.

Como suplementar a Vitamina D3?

Existem formulações contendo Vitamina D3 em diversas formas e dosagens. Uma sugestão é de acordo com o resultado do seu exame, solicitar a receita para seu médico e nutricionista. Sua formulação pode ser personalizada e ser produzida em farmácia de manipulação.

Outra forma é aumentar os níveis dessa vitamina através da exposição solar, mas de acordo com o estilo de vida atual, em que ficamos a maior parte do tempo "escondidos" do sol, fica mais difícil usar essa fonte.

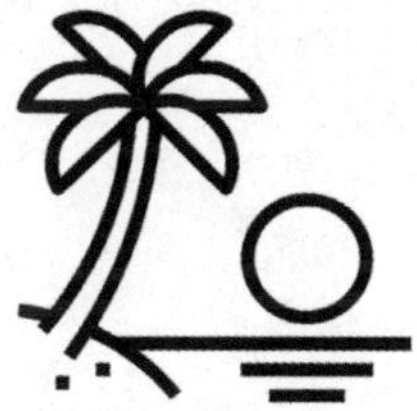

AÇÕES PARA UMA SAÚDE PLENA

1. Fazer exames de sangue e dosar a Vitamina D.

2. Suplementar* a Vitamina D.

3. Usufruir mais do sol para manter níveis consideráveis no sangue.

** Procure um profissional médico habilitado para orientá-lo.*

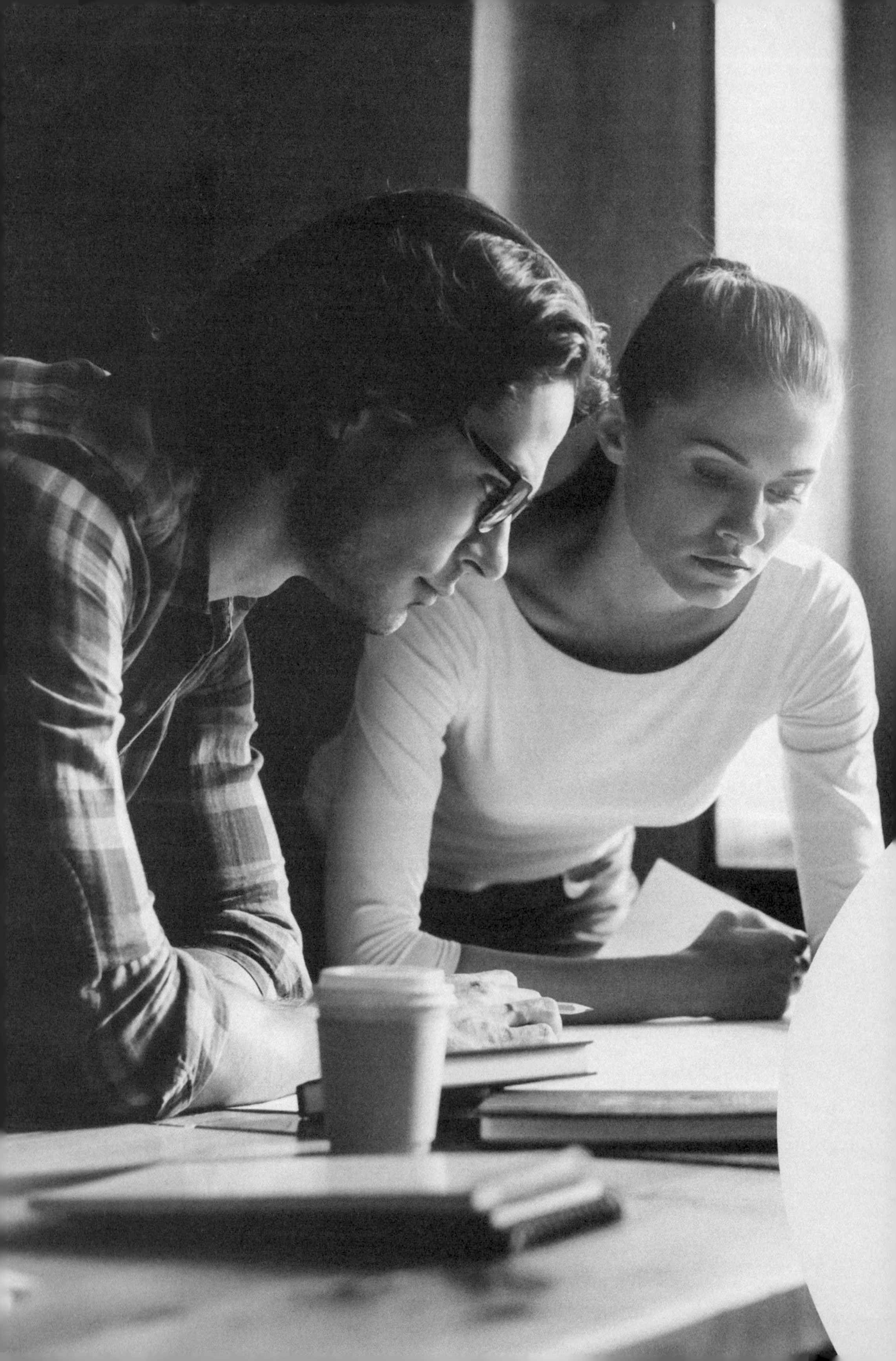

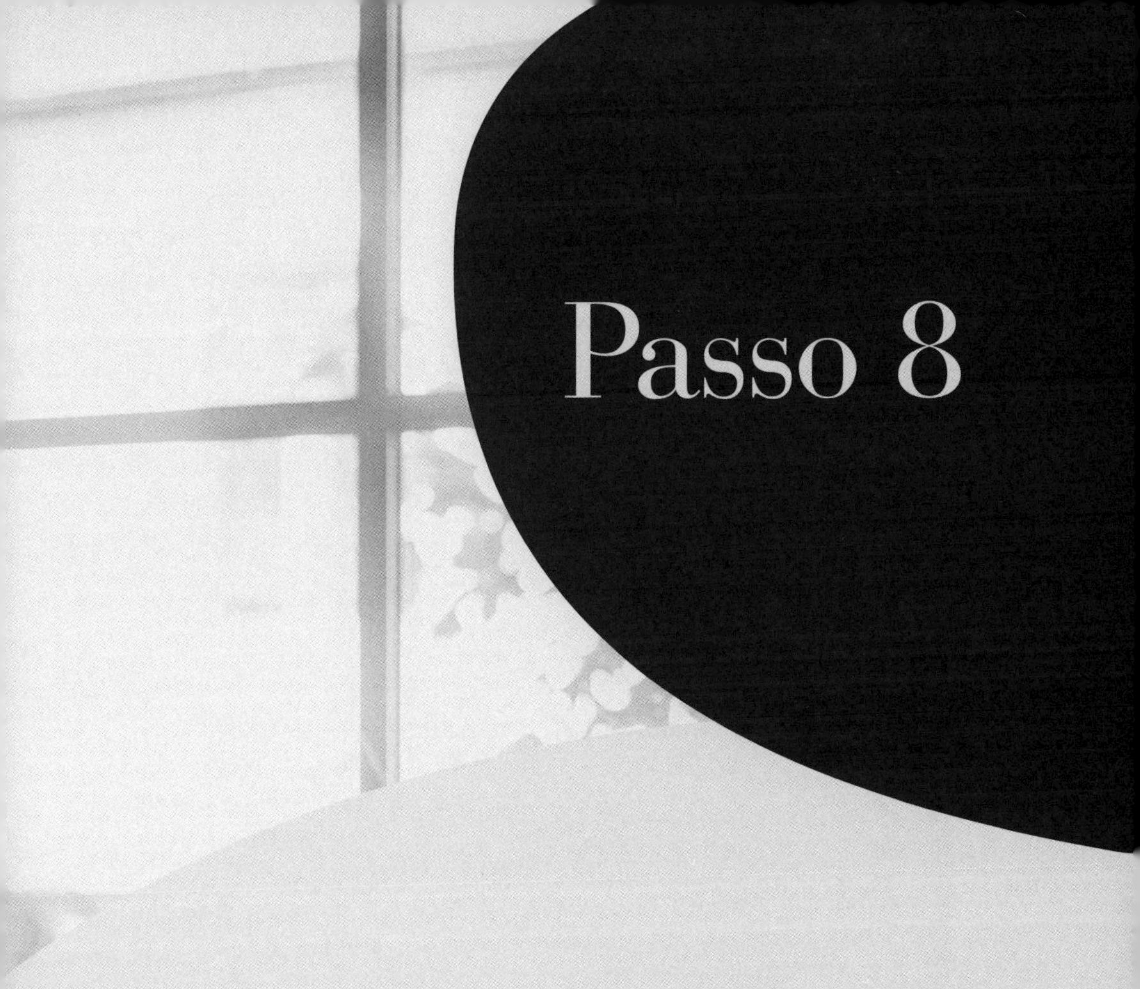

Passo 8

TRANSFORME O **ESTRESSE** *EM* **AMIGO**

Questões para refletir:

1. Você consegue viver sem estresse?

2. Como você lida com o estresse na sua rotina?

3. Já pensou que situações de estresse podem ser benéficas?

Iniciar este texto falando sobre como uma vida estressante pode impactar negativamente a nossa saúde seria como chover no molhado, pois já estamos cansados de tanto ler e ouvir sobre "os problemas do estresse".

Sempre tive uma visão diferente, pois o estresse me motiva, dá gás para "fazer acontecer". Para minha surpresa, em meus estudos conheci a psicóloga da saúde Kelly McGonigal, que desde 2013 defendeu a ideia que podemos transformar o estresse em amigo.

O estresse faz o seu coração bater forte, sua respiração acelera e a testa sua. Enquanto se tornou um inimigo da saúde pública, uma nova pesquisa sugere que o estresse somente é ruim para você se você acreditar que esse é o caso.

Em uma palestra no TED Global 2013, Kelly enfatizou a importância da crença subjetiva de um indivíduo em si mesmo como alguém que é capaz de lidar com sucesso. Segundo ela, isso é um fator crucial na resposta real ao estresse.

Kelly McGonigal liderou um estudo nos Estados Unidos em que acompanhou 30 mil adultos por oito anos. De início, as pessoas participantes dessa pesquisa precisavam responder a algumas perguntas como: "Quanto estresse você teve ano passado?" "Você acredita que o estresse é prejudicial à sua saúde?".

Além disso, foram usados registros públicos de óbitos para descobrir quem havia morrido naquele período.

A seguir, você vai conhecer os resultados obtidos na pesquisa:

Pessoas que tiveram muitos momentos de estresse no ano anterior tiveram um aumento de 43% no risco de morte. Porém, isso só foi verdade para as pessoas que também acreditavam que o estresse é prejudicial à sua saúde.

Aquelas que tiveram muitos momentos de estresse, mas não acreditavam que ele fosse prejudicial, não estavam mais propensas a morrer. Na verdade, elas tiveram os menores riscos de morte do que qualquer outro no estudo, incluindo as pessoas que tiveram relativamente pouco estresse.

Os pesquisadores estimaram que durante os oito anos em que estavam acompanhando as mortes, 182 mil americanos morreram prematuramente, não dos efeitos de uma vida estressante, mas da crença de que o estresse é prejudicial. Isso dá mais de 20 mil mortes por ano.

Agora, se essa estimativa estiver correta, podemos considerar que a crença de que o estresse é ruim para a saúde seja a 15ª maior causa de mortes nos Estados Unidos no ano passado, matando mais do que o câncer de pele, HIV/AIDS e homicídios.

Será que mudar como pensamos sobre o estresse pode nos tornar mais saudáveis? E aqui a ciência diz que sim. Quando mudamos nossa opinião sobre o estresse, podemos mudar a nossa resposta corporal aos momentos estressantes.

Portanto ficou comprovado, cientificamente, pelos estudos, que a forma pela qual você encara o estresse e se prepara para ele faz com que reaja bem às situações que antes eram causadoras de tensão e piora na sua qualidade de vida.

Essa mudança biológica, pelo simples fato de crer que o estresse é benéfico, pode aumentar o seu rendimento cognitivo no trabalho e fazer com que você fique mais atento, e por fim, mais saudável.

Para entender esse lado do estresse, precisamos falar de um hormônio, a **ocitocina**. Ela tem até mesmo seu próprio apelido carinhoso, o **hormônio do abraço**, porque é liberada quando abraçamos alguém. Mas essa é só uma pequena parte do que envolve a ocitocina.

A ocitocina é um neuro-hormônio que ajusta os instintos sociais de seu cérebro. Ela nos dá uma tendência a fazer coisas que fortalecem relacionamentos próximos. Ocitocina faz você precisar de contato físico com seus amigos e familiares. Além disso, realça a sua empatia, deixa-o até mais disposto a ajudar e apoiar as pessoas com quem você se importa.

Algumas pessoas até já sugeriram que deveríamos inalar ocitocina para nos tornarmos mais compassivos e gentis. Mas aqui você vai descobrir o que a maioria das pessoas não sabe sobre ela:

É um hormônio do estresse.

A glândula pituitária bombeia esse hormônio como parte da resposta ao estresse. É tanto uma parte da sua resposta ao estresse como é a adrenalina que faz seu coração bater mais forte. E quando a ocitocina é liberada na resposta ao estresse está motivando-o a procurar apoio.

Sua resposta biológica ao estresse está incentivando-o a contar a alguém como você se sente em vez de guardar isso para você. Sua resposta ao estresse quer garantir que você note quando alguém na sua vida está tendo dificuldades para que você possa oferecer apoio.

Quando a vida fica difícil, sua resposta ao estresse quer que você esteja ao redor de pessoas que se importam com você.

Então, como conhecer esse lado do estresse vai torná-los mais saudáveis?

Bem, a ocitocina não age somente no seu cérebro, mas também no seu corpo, e um dos principais papéis dela é proteger o seu sistema cardiovascular dos efeitos do estresse.

Trata-se de um anti-inflamatório natural que ainda ajuda seus vasos sanguíneos a ficarem relaxados durante o estresse. O coração tem receptores para esse hormônio, e a ocitocina auxilia as células cardíacas a se regenerarem e se curarem de qualquer dano causado pelo estresse. Esse hormônio fortalece seu coração.

O mais interessante é que todos esse benefícios físicos da ocitocina aumentam com o contato e o apoio social. Portanto, quando você procura pelos outros sob estresse, seja para buscar ajuda ou mesmo para auxiliar outra pessoa, você libera mais desse hormônio.

Assim, a sua resposta ao estresse se torna mais saudável e você se recupera mesmo mais rápido dos efeitos estressantes. Eu acho isto incrível: a sua resposta ao estresse tem um mecanismo embutido para a resiliência, e esse mecanismo é a conexão humana.

Depende da forma como ressignificamos o estresse! Se for de maneira positiva: é liberado OCITOCINA.

Com essa visão, Kelly McGonigal e outros autores também defendem a ideia que podemos e devemos ressignificar o estresse para usufruirmos dos benefícios desse estado físico e psicológico tão presente em nosso dia a dia. Assim, podemos melhorar a nossa qualidade de vida e a nossa saúde.

De que forma você lida hoje com o estresse?
Esse estudo faz sentido para você?
Como você conseguiria aplicar essa nova forma de pensar na sua vida?

A maioria das pessoas que está batalhando para conseguir passar em um concurso se sente estressado, pois, muitas vezes, precisa dividir o tempo com trabalho, família, etc.

Se mudarmos a forma de pensar e ressignificarmos o estresse teremos um aumento na produção de ocitocina e sentiremos mais prazer. Podemos, dessa forma, organizar o tempo e ter foco nas atividades importantes.

AÇÕES PARA UMA SAÚDE PLENA

1. Relacione uma situação de estresse que você viveu ou esteja vivendo atualmente (Escreva detalhadamente essa situação).

2. Agora, responda: o que essa situação lhe ensinou? O que você aprendeu com esse momento difícil que provavelmente não teria aprendido?

3. Você já entendeu que pode ressignificar essa situação, além de transformá-la em um combustível para ação. Qual será o seu combustível?

4. Observe o lado positivo desse estresse, o que essa situação está querendo lhe mostrar?

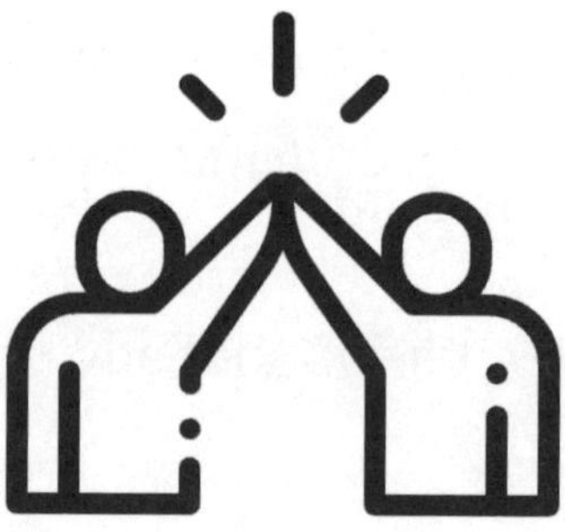

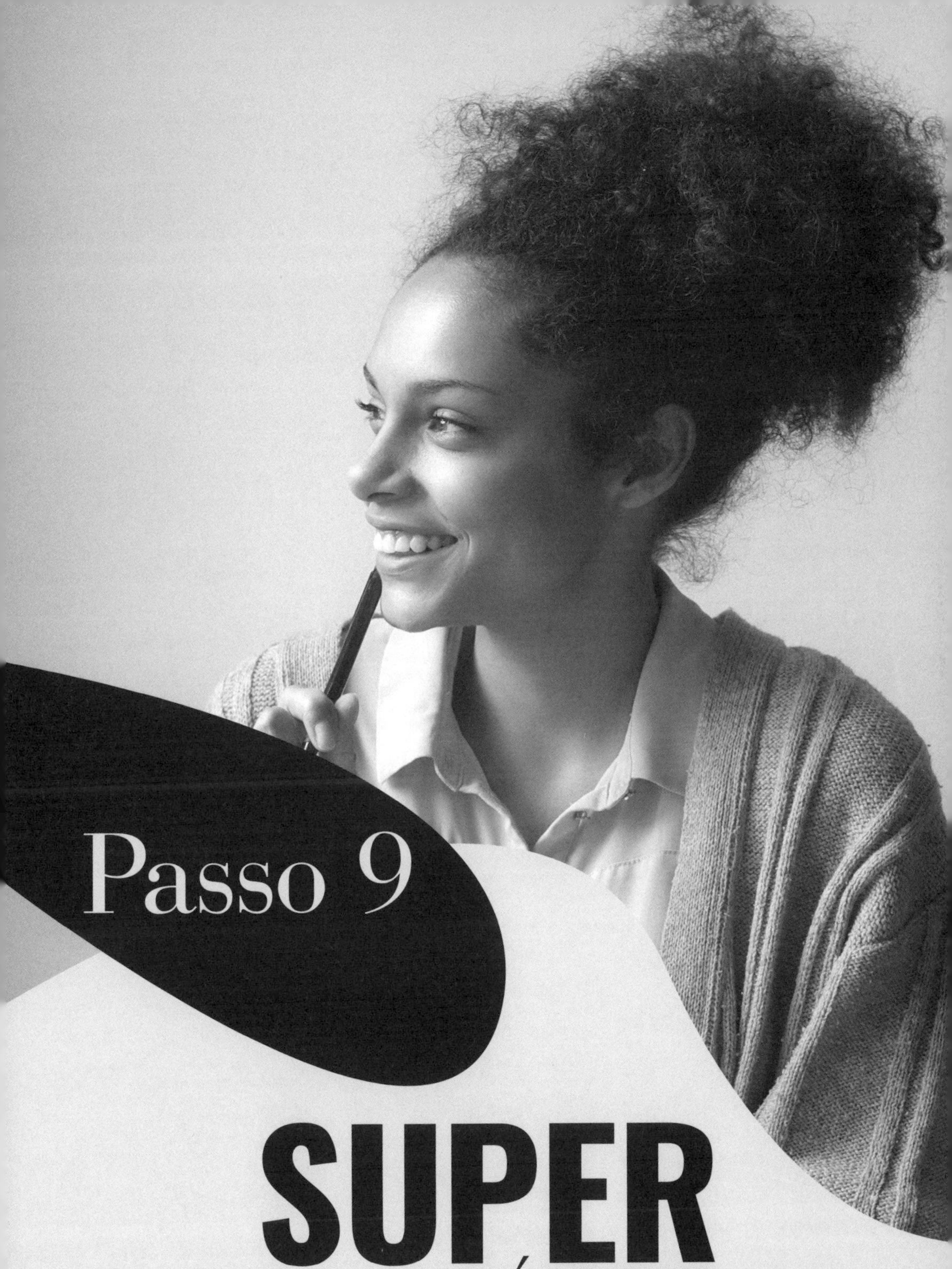

Passo 9

SUPER
CÉREBRO

Questões para refletir:

1. Como anda sua memória?

2. Você sente cansaço mental?

3. Sente que poderia ter maior rendimento no trabalho, estudos ou em outra atividade?

Hipócrates já dizia: Faça do seu alimento o seu remédio!

A resposta do seu cérebro depende de seus hábitos alimentares. Mas sabemos que a maioria das pessoas possui dificuldade de se alimentar corretamente no dia a dia.

Por esse motivo, precisamos falar da qualidade dos alimentos. Mesmo quando tratamos de frutas e vegetais, sabe-se que alguns deles são pobres em vitaminas e nutrientes. Além disso, quando não são orgânicos se encontram ricos em agrotóxicos.

Muitos médicos e nutricionistas recomendam que seja realizada uma suplementação com alguns nutrientes para termos uma **otimização cerebral.**

Para ajudar você, montei a seguinte lista com as vitaminas e suplementos que considero mais importantes:

Ômega 3 (DHA – Ácido docosahexaenóico): é um ácido graxo que representa mais de 90% das gorduras ômega 3 no cérebro, sendo que 50% por cento do peso da membrana plasmática de um neurônio é composto de DHA.

Um componente-chave no tecido cardíaco, o Ômega 3 é considerado o astro rei dos suplementos protetores do cérebro. Só precisamos tomar cuidado com a qualidade do seu ômega e analisar a quantidade de DHA presente na cápsula. Sugiro que seja em torno de 500mg por cápsula.

A fonte natural mais rica em DHA é o leite materno humano. Isso explica porque a amamentação é sempre promovida como algo importante para saúde neurológica e o desempenho à longo prazo da criança.

Óleo de Coco: pode ajudar a prevenir e tratar doenças neurodegenerativas. Considerado um supercombustível para o cérebro e reduz processos inflamatórios. Você pode utilizar duas colheres de chá, em cápsulas, ou ainda usá-los na preparação de alimentos.

Ácido Alfa Lipóico: é encontrado em todas as células do corpo, onde é necessário para produzir a energia corporal. Ele atravessa a barreira hematoencefálica atuando como um poderoso antioxidante cerebral combatendo radicais livres.

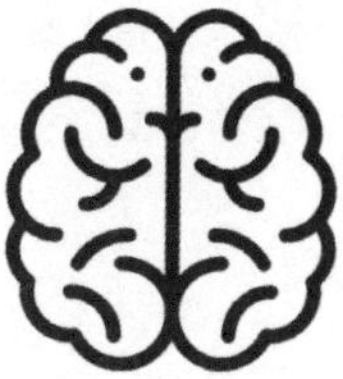

Esse produto está sendo também utilizado em quadros de derrames e outras condições cerebrais que envolvam danos causados por radicais livres. A suplementação dele é de extrema importância, podendo ser usada uma dosagem de 200mg após almoço e jantar.

L – Acetilcarnitina: Acetil l-carnitina ou ALC (como também é conhecida) é uma forma específica de carnitina, tem ainda a particularidade de otimizar a função cerebral. A acetil l-carnitina protege o cérebro, retardando o seu envelhecimento, melhora a memória através de um aumento da capacidade de concentração e ainda protege e trata demência senil.

Magnésio: conhecido como mineral da vida, essencial para homeostase do organismo, aumenta a transmissão de impulsos nervoso, melhorando a memória.

Pirroloquinolina quinona (PQQ): é uma vitamina antioxidante, associada a funções de reparação cognitiva (intelectual), com importante papel no processo de envelhecimento, proteção das células nervosas e na estimulação natural dos níveis energéticos ligados à concentração e ao desempenho.

A procura por um médico, nutrólogo ou nutricionista especialista em suplementação lhe dará suporte para personalizar sua formulação.

Outros fatores que contribuem para manter o cérebro otimizado:

✓ A prática de exercícios físicos;

✓ O consumo de água;

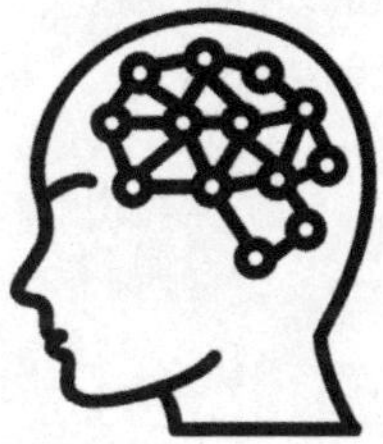

✓ A ressignificação do estresse;

✓ A meditação;

✓ Os momentos de prazer;

✓ A leitura de livros que provoquem a sua inteligência emocional,

✓ O controle emocional;

✓ A paz no trabalho e em casa.

AÇÕES PARA UMA SAÚDE PLENA

1. Coloque em prática ao menos 5 passos deste livro pelos próximos 30 dias.

2. Observe a resposta do seu cérebro.

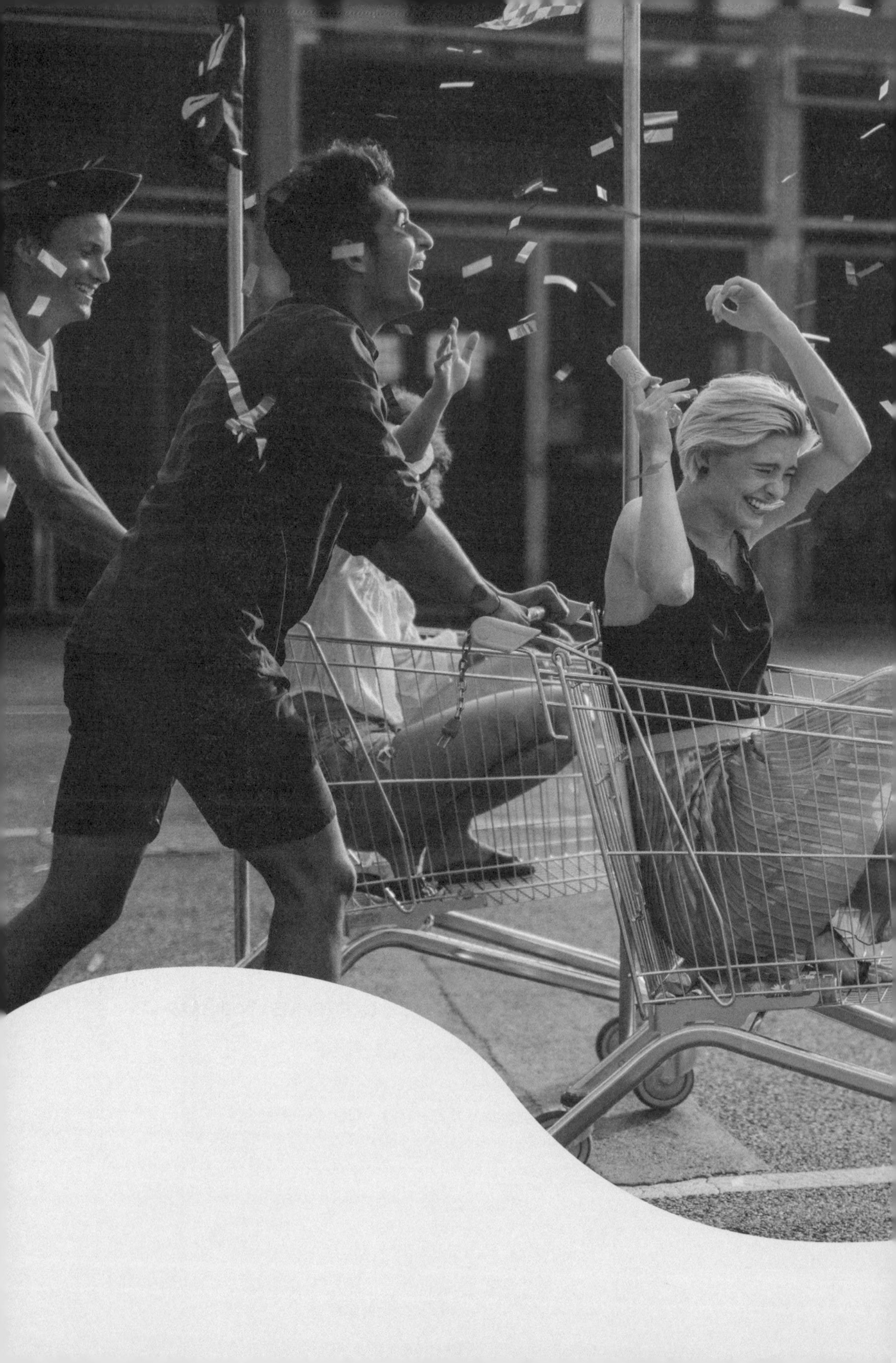

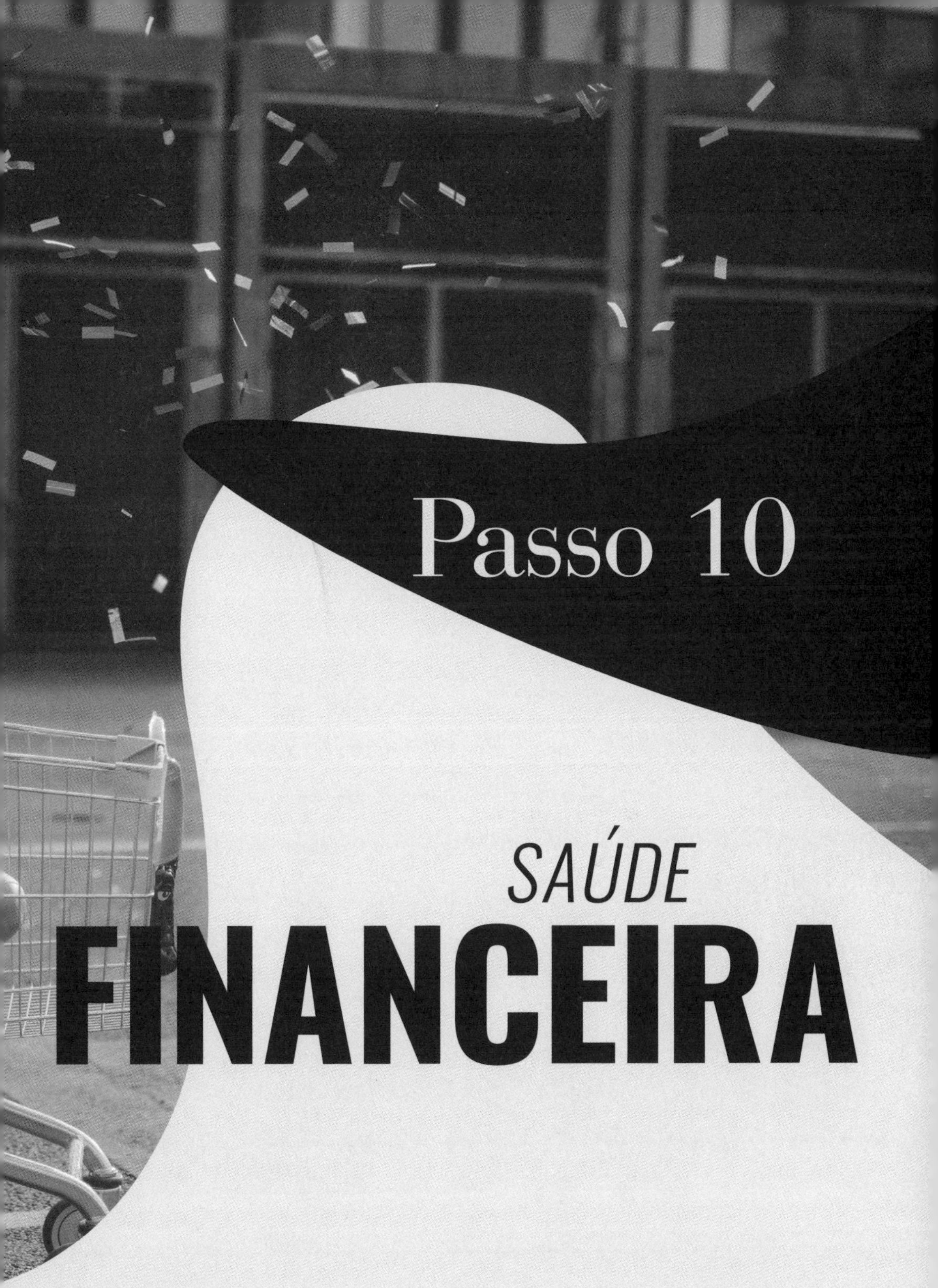

Passo 10

SAÚDE FINANCEIRA

Saúde Financeira é um assunto delicado sempre, muitas pessoas acham tudo muito complicado e acabam simplesmente deixando acontecer. Confesso para você que sempre busquei ser organizada financeiramente, mas nunca foi uma tarefa fácil.

Para minha sorte, tive a felicidade de casar com um especialista em finanças, que, depois de muita conversa, conseguiu me explicar de forma clara e objetiva alguns princípios fundamentais para organização financeira.

Então, para fecharmos os nossos passos para uma saúde plena, compartilho com você um conteúdo exclusivo do meu *Coach* e Consultor Marcelo Henrique.

COMO CONQUISTAR SUA SAÚDE FINANCEIRA

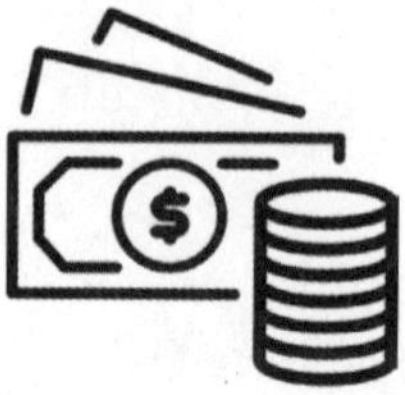

Por Marcelo Henrique

Instagram: @marcello_henrique

Finanças é um tema pelo qual sou completamente apaixonado. Apesar de matemática não ter sido meu ponto forte durante a minha jornada escolar, quis o destino que eu me apaixonasse pelos números.

E foi assim que aconteceu, no segundo grau, conheci a matemática financeira, depois vieram as finanças pessoais e corporativas, e aí não teve mais jeito. Estudei economia, me formei em contabilidade e me especializei em finanças para negócios.

Mas porque estou te contanto tudo isso? Ou melhor, porque resolvi trilhar esse caminho dos números e das finanças?

Por um simples motivo, eu aprendi desde muito novo que o problema financeiro não se resolve com dinheiro, mas com Inteligência Financeira.

De nada adianta você ter dinheiro e não saber o que fazer com ele, não saber administrá-lo.

Uma das coisas que sempre abordo em meus treinamentos é o seguinte conceito:

> **VOCÊ NUNCA TERÁ MAIS DINHEIRO DO QUE É CAPAZ DE ADMINISTRAR**

O que eu quero dizer com isso?

Que mesmo que você ainda não tenha a quantidade de dinheiro que você deseja, mesmo que ainda não tenha atingido os seus objetivos financeiros, precisa saber o que fazer e como agir quando esse momento se realizar. Caso contrário, duas coisas podem acontecer:

1. Esse momento nunca se realizar.

2. Ou, pior, conseguir realizar, mas colocar tudo a perder por não saber o que fazer com esse dinheiro.

Essa segunda opção é um caso típico dos ganhadores de prêmios de loteria, por exemplo. Muitos deles, em pouco tempo, perdem tudo o que ganharam.

Dessa maneira, pensando em um conteúdo prático que pudesse complementar o tema da saúde plena, mas sem que ficasse algo pesado e chato, separei de forma bem objetiva 5 passos que acho fundamentais para você conseguir melhorar a sua vida financeira.

1. DECIDA MUDAR DE VIDA

Não estou falando em simplesmente mudar sua vida, mas decidir de fato onde você deseja passar o resto de sua vida. Em que nível financeiro, ganhando quanto por mês? E quando você quer atingir esse patamar?

A maioria das pessoas não é feliz com a sua situação financeira atual, mas não está disposta a mudar de vida. Muitas vezes, elas têm medo até mesmo de definir um número como objetivo, não conseguem ter clareza de que nível realmente buscam.

E é com esta pergunta que fecho esse primeiro passo para a sua saúde financeira:

Qual é o seu próximo nível e quando irá atingi-lo?

2. RECONHEÇA SEU ESTADO FINANCEIRO ATUAL

Quando iniciamos um trabalho de consultoria financeira, seja em uma empresa, seja pessoal, precisamos de um ponto de partida, de um diagnóstico que mostre exatamente o estado atual.

Nas suas finanças você deve fazer o mesmo. Você precisa saber quanto faturou nos últimos 12 meses, quanto gastou e onde gastou (as pessoas com "pensamento pobre" vão achar isso muito chato e complicado).

Mas se você quer realmente uma vida financeira próspera, precisa conhecer e dominar os seus números. Caso contrário, vai se tornar escravo deles.

Se você não tem essa informação, anote em um caderno, numa planilha de Excel simples, mas faça.

Relacione todas as suas despesas mensais, tudo o que você deve, boletos, cartões, além de tudo o que recebe. Faça isso de maneira antecipada e você terá como prever seus resultados futuros para se organizar melhor.

3. CONTROLE RÍGIDOS DOS GANHOS E GASTOS

Você precisa montar e seguir um orçamento familiar. Pode ser uma planilha simples, mas é preciso controlar todos os seus gastos e as suas receitas. Quanto você gasta com alimentação? Colégio? Lazer? Você só saberá essas informações se controlar os números de maneira adequada. Com esse controle, você conseguirá identificar o que pode ser reduzido nas suas despesas e o quanto sobrará no final do mês, porque tem de sobrar. **Se não está sobrando nada, algo está errado.**

Warren Buffett, bilionário e um dos maiores gênios financeiros de todos os tempos, tem uma famosa frase: "Você só descobre quem está nadando pelado quando a maré baixa". Então, mesmo que pareça estar tudo bem, controle as suas finanças, pois somente dessa forma você poderá prever quando a "maré baixar".

4. INVESTIR

Depois de ter o seu orçamento familiar e as suas contas devidamente monitoradas, você precisa investir. Mas não digo investir um mês e depois já retirar o dinheiro. Estou falando de investimento frequente para gerar renda passiva.

Não importa o quanto investirá, você precisa, no primeiro momento, criar o hábito de investir, ter disciplina e ser fiel ao seu planejamento. As maiores fortunas do mundo não foram criadas do dia para a noite, mas através da disciplina. Quando falamos em investimento entenda que a regularidade é mais importante que a velocidade.

5. NÃO EXISTE DINHEIRO FÁCIL

Esse último passo é de conscientização, para você entender que realmente não existe dinheiro fácil. Não há formula mágica de ganhar dinheiro.

Se você realmente quer alcançar o sucesso financeiro, conquistar e manter uma boa saúde financeira, precisa ter disciplina e seguir os passos que falamos aqui.

Seja bom naquilo que você faz, entregue o melhor e trate as suas finanças com o respeito que elas merecem.

AÇÕES PARA UMA SAÚDE PLENA

1. Identifique seus padrões: registre de alguma forma seus ganhos e gastos pelos próximos 30 dias.

2. Analise mensalmente seus números e organize suas finanças de forma consistente.

3. Crie o hábito de investir, a partir de hoje. E faça isso sempre.

MENSAGEM *FINAL*

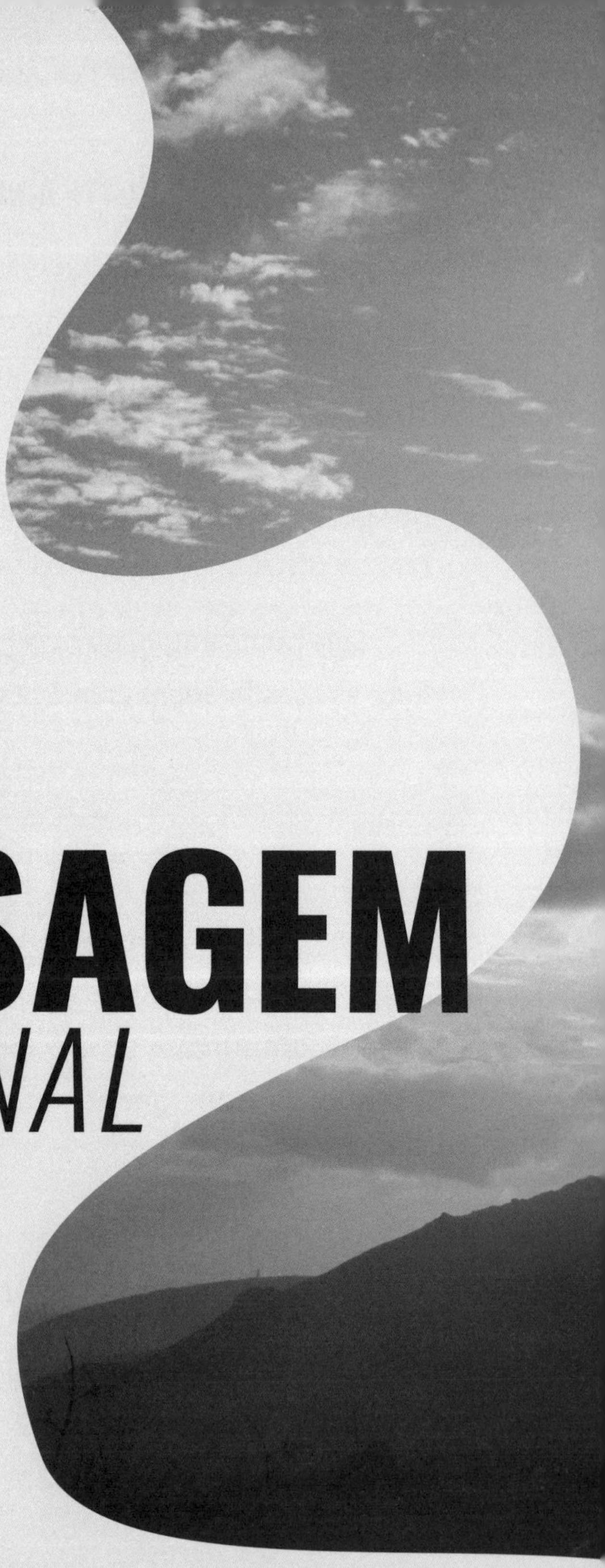

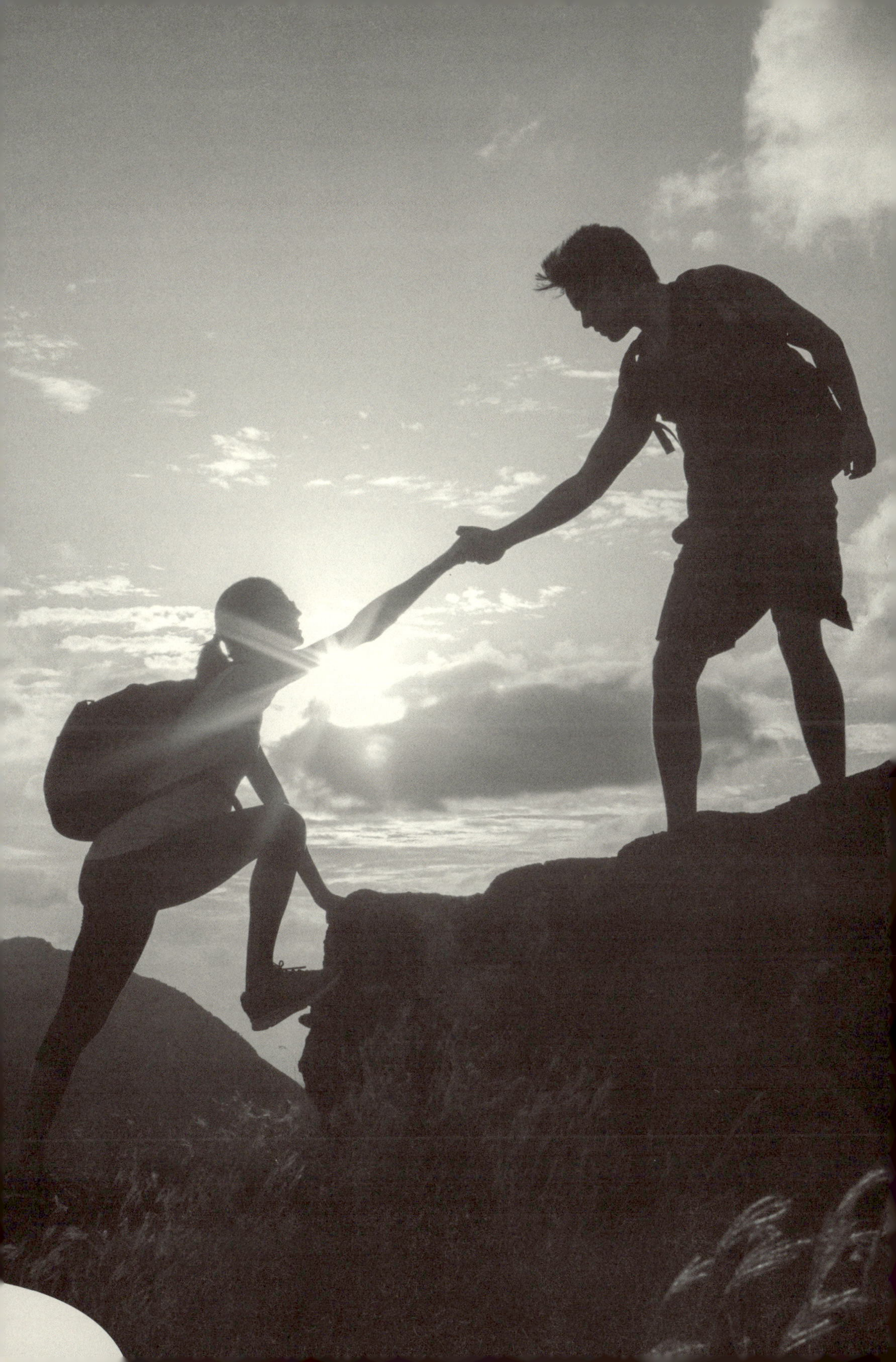

Como mãe de três meninas, neste momento duas meninas gêmeas de nove anos e uma bebezinha de um ano, a infância e suas fases estão muito presentes em minha vida. As minhas filhas me fazem refletir e aprendo muito com elas a cada dia.

Uma etapa que me marcou muito foi aquela em que a criança aprende a andar. Ela começa andando de gatinho, depois se apoia em algo. Cai inúmeras vezes, consegue dar os primeiros passos e continua a cair, até que um belo dia ela começa a andar e não para mais! A criança vai seguindo um passo de cada vez até conseguir correr, pular e viver a vida em sua plenitude.

É isso o que espero que você faça! Siga um passo de cada vez para chegar a um estado de vida plena e com muita saúde!

> A mudança de um único hábito
> pode mudar toda a sua vida!
>
> **Daiane Henrique**
>
> **#vivacomsaudeplena**

REFERÊNCIAS BIBLIOGRÁFICAS

ACHOR, Shawn. *O Jeito Haward de Ser Feliz*. São Paulo: Saraiva, 2012.

ARNOLD, I.C et al.: Probiotics and their Effects on Metabolic Diseases: An Update. In: *J Cain Diagn Res*. 2013 January; 7 (1): pp. 173 - 177.

BARROS, J. R. *Fundamentos de Tecnologia dos Alimentos*. Centro Educacional da Fundação Salvador Arena. São Bernardo do Campo, 2012. Disponível em: <http://www.ebah.com.br/content/ABAAAfhRcAH/refrigerante-laranja-processo>. Acesso em: 21 Junho 2014.

GOLEMAN, Daniel. *Inteligência Emocional*. Rio de Janeiro: Objetiva, 1995.

HEMPEL, S.; NEWBERRY, S.J.; MAHER, A.R.; WANG, Z.; MILES, J.N.; SHANMAN,R.; JOHNSEN, B.; SHEKELLE, P.G. *Probiotics for the prevention and treatment of antibiotic-associated diarrhea: a systematic review and meta-analysis*, JAMA, 307 (18): 1959-69,2012.

HOLICK, M.F.; BIANCUZZO, R.M.; CHEN, T.C.; KLEIN, E.K. et al. Vitamin D2 is as effective as vitamin D3 in maintaining circulating concentrations of 25-hydroxyvitamin D. *Journal of Clinical Endocrinology and Metabolism*, 2008; 93 (3); 677-81.

JACOB FILHO, W.; COSTA, G.A. *Atividade física e menopausa:* relação mais que perfeita, 2006. Disponível em: <http://www.afrid.faefi.ufu.br/artigo_af_e_menopausa.php>. Acesso em: 26 nov. 2009.

LIMA, A. C. da S.; AFONSO, J. C. A química do refrigerante. *Pesquisa no ensino de química - Química nova na escola.* Vol. 31, n° 3, agosto 2009.

MORCH, F. L.; TONI, P. M. A influência da privação do sono na qualidade de vida. *IX Seminário de pesquisa, iniciação científica.* nov, 2005. Disponível em: <http://www.utp.br/proppe/IXsempes/psicologia>. Acesso em: 31 fev. 2008.

MÜLLER, M. R.; GUIMARÃES, S. S. Impacto dos transtornos do sono sobre o funcionamento diário e a qualidade de vida. *Estud. psicol. Campinas*, v. 24, n.4, p.519-528. out./dec. 2007.

MULLER, M.;KERSTEN, S. Nutrigenomics: goals and strategies. *Nature Reviews Genetics*, 4, 310 - 320 (abril de 2003) don:10. 1038/nrg1047.

PAUL, S.: PALAOPOWER - Das Wissen der Evolution nutzen für Ernährung. *Gesundheit und Genuss.* Munique: C.H Beck-Verlag, 2013 (2 edição).

PIAGET, Jean. *Biologia e conhecimento.* 2. ed. Petrópolis: Vozes, 1996.

PINKER, Steven. *Como funciona la mente.* Buenos Aires: Planeta, 2001.

TRUCCOM, Conceição. *Mente e Cérebro Poderosos*: um guia prático para sua saúde psíquica e emocional. São Paulo: Cultrix, 2010.

VIETH R.; GARLAND C.; HEANEY R. et al. The urgent need to reconsider recommendations for vitamin D nutrition intake. *American Journal of Clinical Nutrition,* 2007; 85:649-50.

ZAMMIT, G. K. et al. Quality of life in people with insomnia. Sleep. *Journal of Sleep Research and Sleep Medicine,* v. 22, n. 2, p. 379-385, 1999.

OUTRAS PUBLICAÇÕES

Luz da Serra
EDITORA

PODER EXTRAFÍSICO:

O guia definitivo para bloquear a energia negativa das pessoas, acabar com a exaustão mental e ativar a sua verdadeira proteção energética

Bruno J. Gimenes e Patrícia Cândido

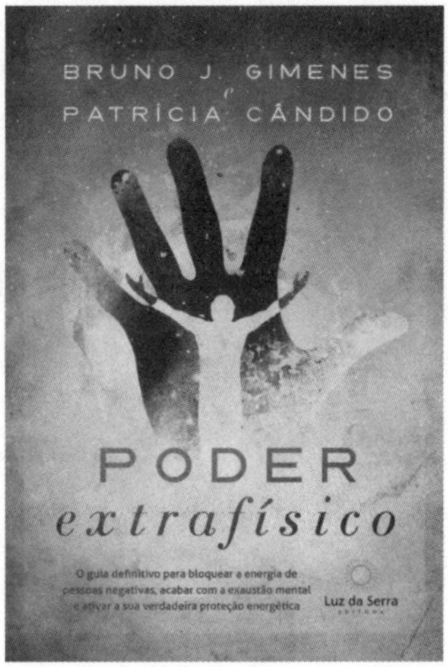

O seu sofá parece um Buraco Negro? Você já fez planos de chegar em casa, cuidar das suas coisas, estudar, fazer o que gosta, mas seu sofá o engole e você não tem forças para nada? Este livro vai revelar o segredo dos antigos iniciados para acabar com a exaustão mental, blindar sua aura de pessoas nocivas e limpar a energia da sua casa, em um método comprovado, simples e passo a passo.

MEDITAR TRANSFORMA:

um guia definitivo para acalmar a sua mente e equilibrar as suas emoções com 8 minutos diários

Amanda Dreher

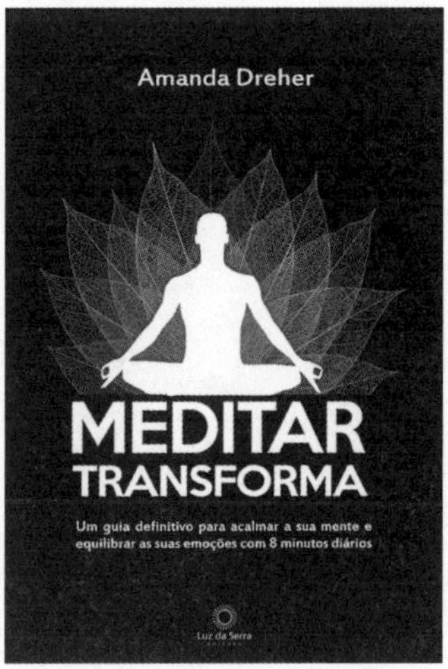

Conheça o método para acalmar sua mente e controlar suas emoções com apenas 8 minutos diários, de forma simples e prática. Você será capaz de eliminar os maiores inimigos internos que prejudicam a vida da esmagadora maioria das pessoas: estresse, depressão, insônia, falta de concentração, dores crônicas, problemas de relacionamento e vazio no peito por não conhecer a missão de vida.

Luz da Serra
EDITORA

Avenida 15 de Novembro, 785 – Centro
Nova Petrópolis / RS – CEP 95150-000
Fone: (54) 3281-4399 / (54) 99113-7657
E-mail: editora@luzdaserra.com.br